疲れないからだになる

鉄分ごはん

ワタナベマキ

栄養監修：蒲池桂子

家の光協会

はじめに

日々の生活の中で感じる、だるさや頭痛、血色の悪さ、冷え。病気のサインとまではいかなくても、ちょっとした不調を自覚しながら、ついそのまま過ごしてしまうことが多々あります。

私は出産後から、1年に1回人間ドックを受けるようにしていますが、血液検査で「貧血ではないが、鉄の値が少し低い」と言われたことがありました。そして、だるさや疲れは鉄不足からくるのものだったということを知り、「鉄分」を強く意識するようになりました。

多くの女性も、生理が始まる頃から「貧血」「鉄分」という言葉を何となく意識してきたのではないでしょうか。今はサプリメントなど、手軽に栄養を摂取できるものがたくさんありますが、可能なら、できるだけ食べものからとりたいですよね。

鉄分補給にはちょっとしたコツがあります。どのような食材に鉄分が多いのか、どのような食べ方が吸収しやすいのか。食材の知識を知り、上手に日々の食事に取り入れてほしい。そんな思いから、この本ができ上がりました。

疲れや体調の変化を感じて、毎日の食事でコントロールできるようになるのはとても大切なことです。体の基盤となるのは日々の食事。「この料理なら作れる、食べられる」というものをこの本から見つけて、無理なく日々の食事に取り入れて、継続して作っていただけたらうれしく思います。

もくじ

ひと皿で疲れも飛ぶ!

しっかり鉄分おかず

こまめに鉄分補給!

ちょこちょこ鉄分おかず

おなかにやさしい鉄分

スープ&鍋もの

手軽にとれる鉄分

常備菜&ふりかけ

コラム

鉄分対談

本書の決まり

＊大さじ1は15㎖、小さじ1は5㎖、1カップは２００㎖、1合は１８０㎖です。
＊レシピに記載してある加熱時間は目安です。お使いの調理器具や環境によって変わりますので、様子を見て調整してください。
＊栄養成分量は、『七訂 食品成分表２０１９』(女子栄養大学出版部)をもとに算出しています。

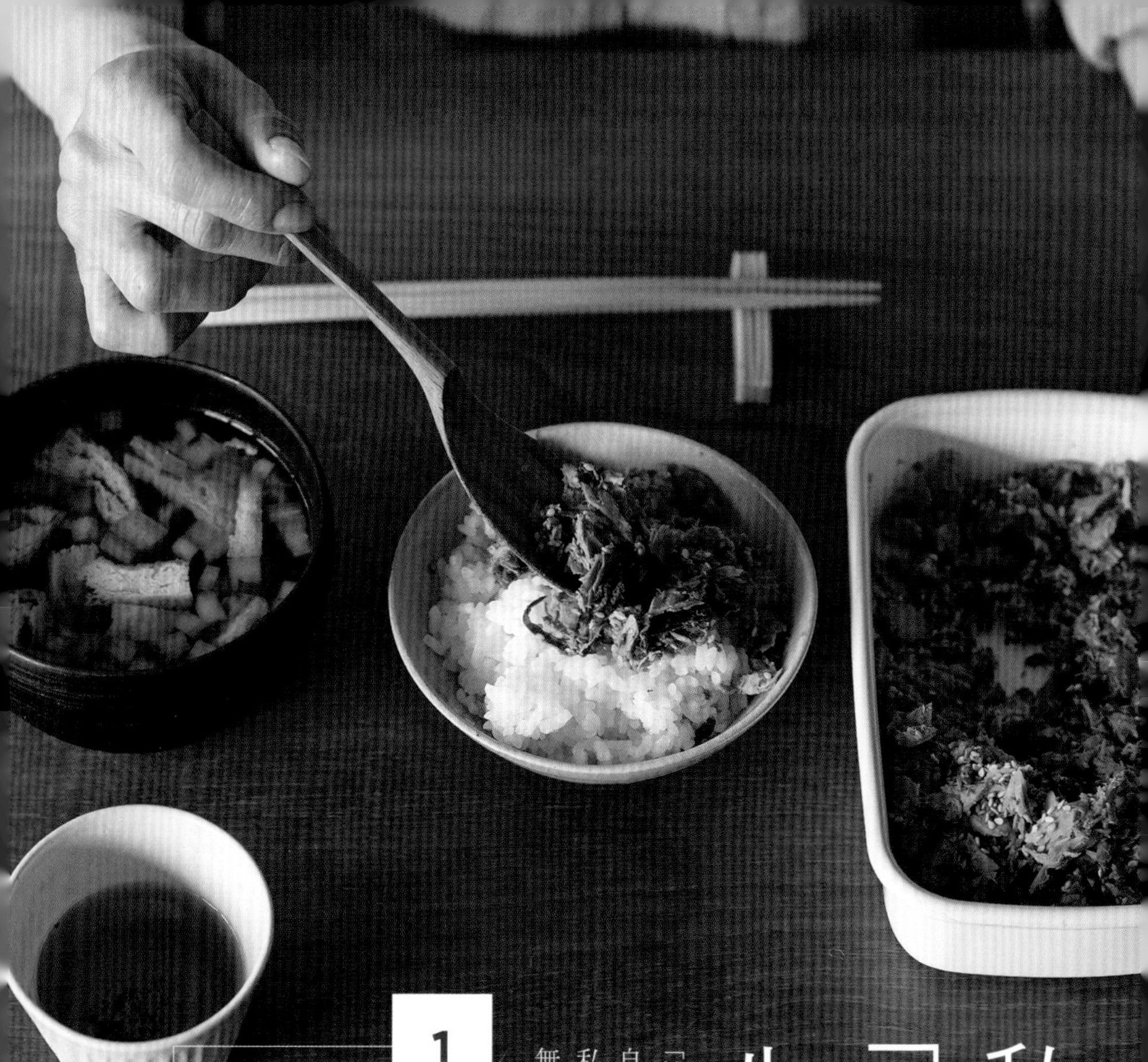

私の「鉄分ごはん」ルール10

「鉄分をとろう！」と気負うのではなく、自然なかたちで補給ができるのが理想。私は毎日のごはんにこんなルールを取り入れることで、無理なく続けています。

1 朝ごはんにも必ずたんぱく質

時間がない朝はつい、パンやごはんと野菜だけですませたくなりますが、血液を作るたんぱく質を毎食とり入れるようにしています。たんぱく質食材は鉄分が豊富なものも多く、常備菜や手軽な大豆製品などで何かしらとるようにしています。

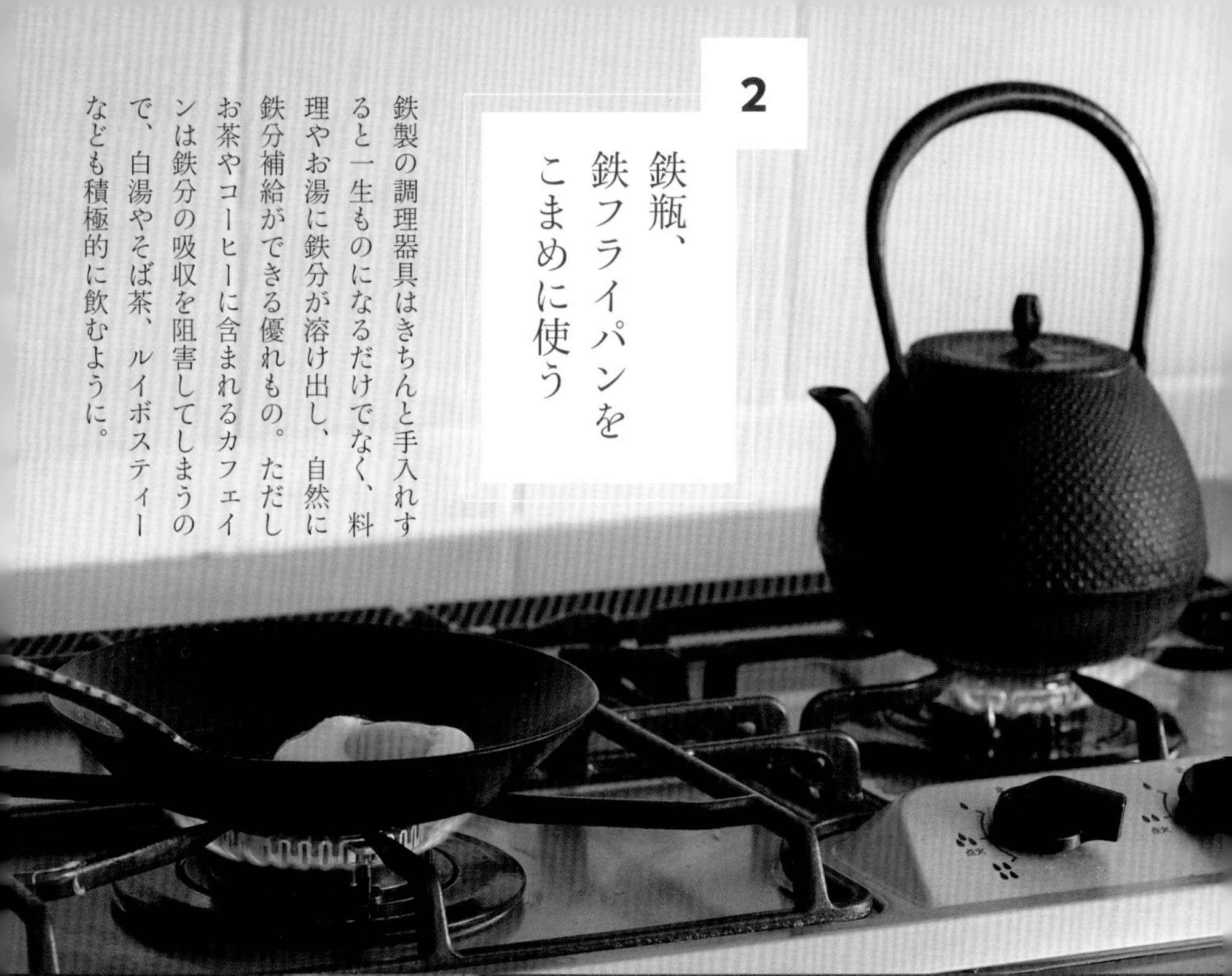

2 鉄瓶、鉄フライパンをこまめに使う

鉄製の調理器具はきちんと手入れすると一生ものになるだけでなく、料理やお湯に鉄分が溶け出し、自然に鉄分補給ができる優れもの。ただしお茶やコーヒーに含まれるカフェインは鉄分の吸収を阻害してしまうので、白湯やそば茶、ルイボスティーなども積極的に飲むように。

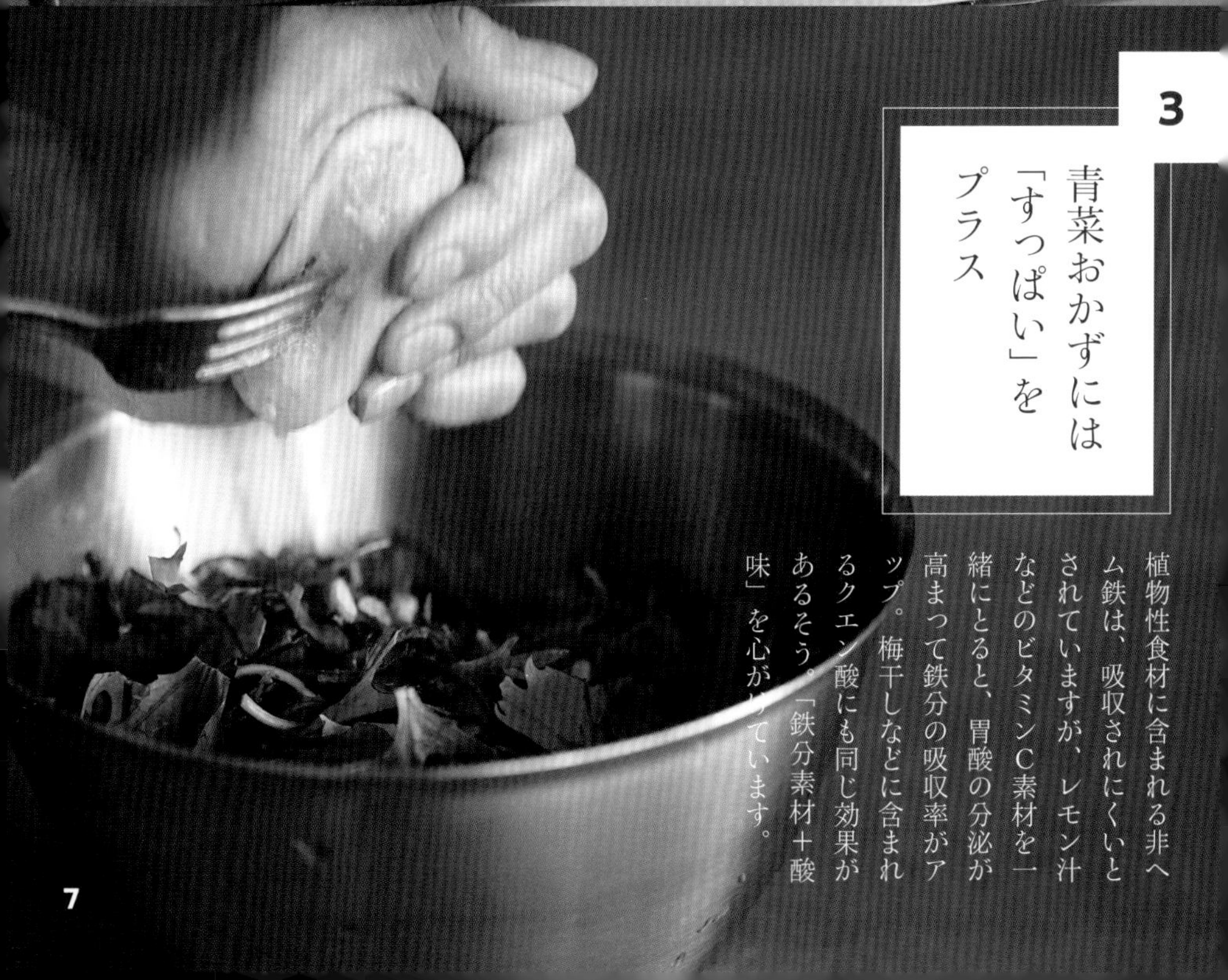

3 青菜おかずには「すっぱい」をプラス

植物性食材に含まれる非ヘム鉄は、吸収されにくいとされていますが、レモン汁などのビタミンC素材を一緒にとると、胃酸の分泌が高まって鉄分の吸収率がアップ。梅干しなどに含まれるクエン酸にも同じ効果があるそう。「鉄分素材＋酸味」を心がけています。

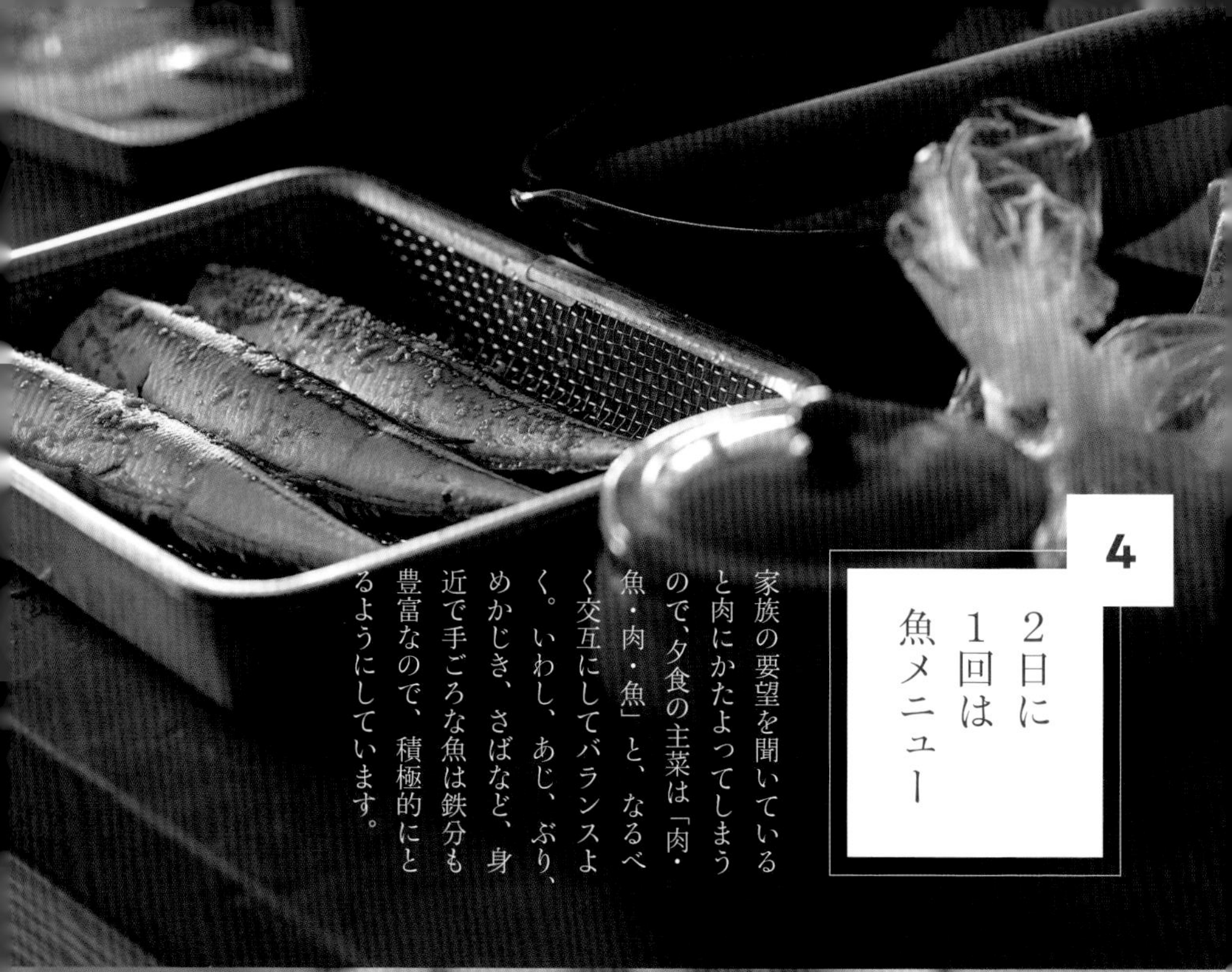

4 2日に1回は魚メニュー

家族の要望を聞いていると肉にかたよってしまうので、夕食の主菜は「肉・魚・肉・魚」と、なるべく交互にしてバランスよく。いわし、あじ、ぶり、めかじき、さばなど、身近で手ごろな魚は鉄分も豊富なので、積極的にとるようにしています。

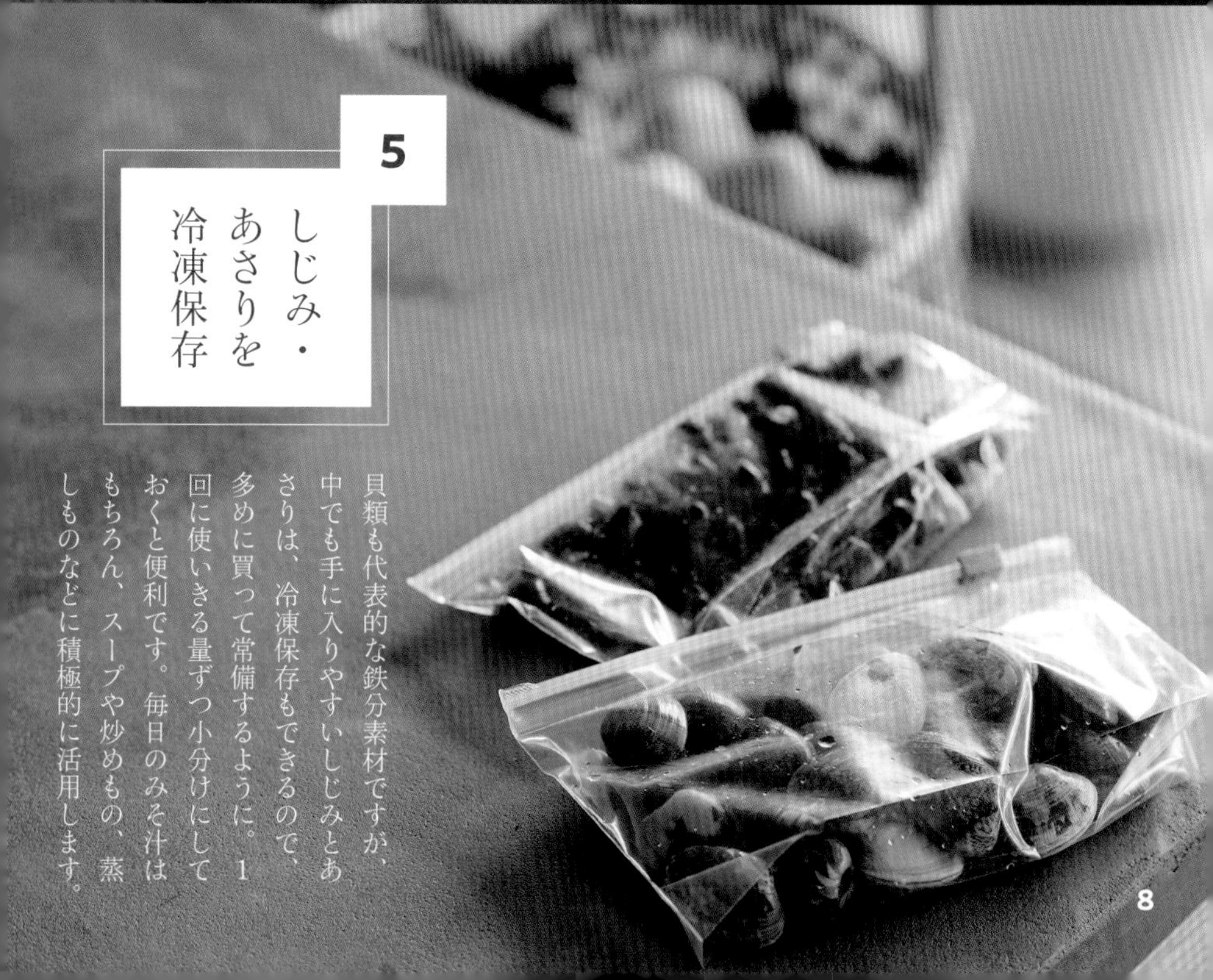

5 しじみ・あさりを冷凍保存

貝類も代表的な鉄分素材ですが、中でも手に入りやすいしじみとあさりは、冷凍保存もできるので、多めに買って常備するように。1回に使いきる量ずつ小分けにしておくと便利です。毎日のみそ汁はもちろん、スープや炒めもの、蒸しものなどに積極的に活用します。

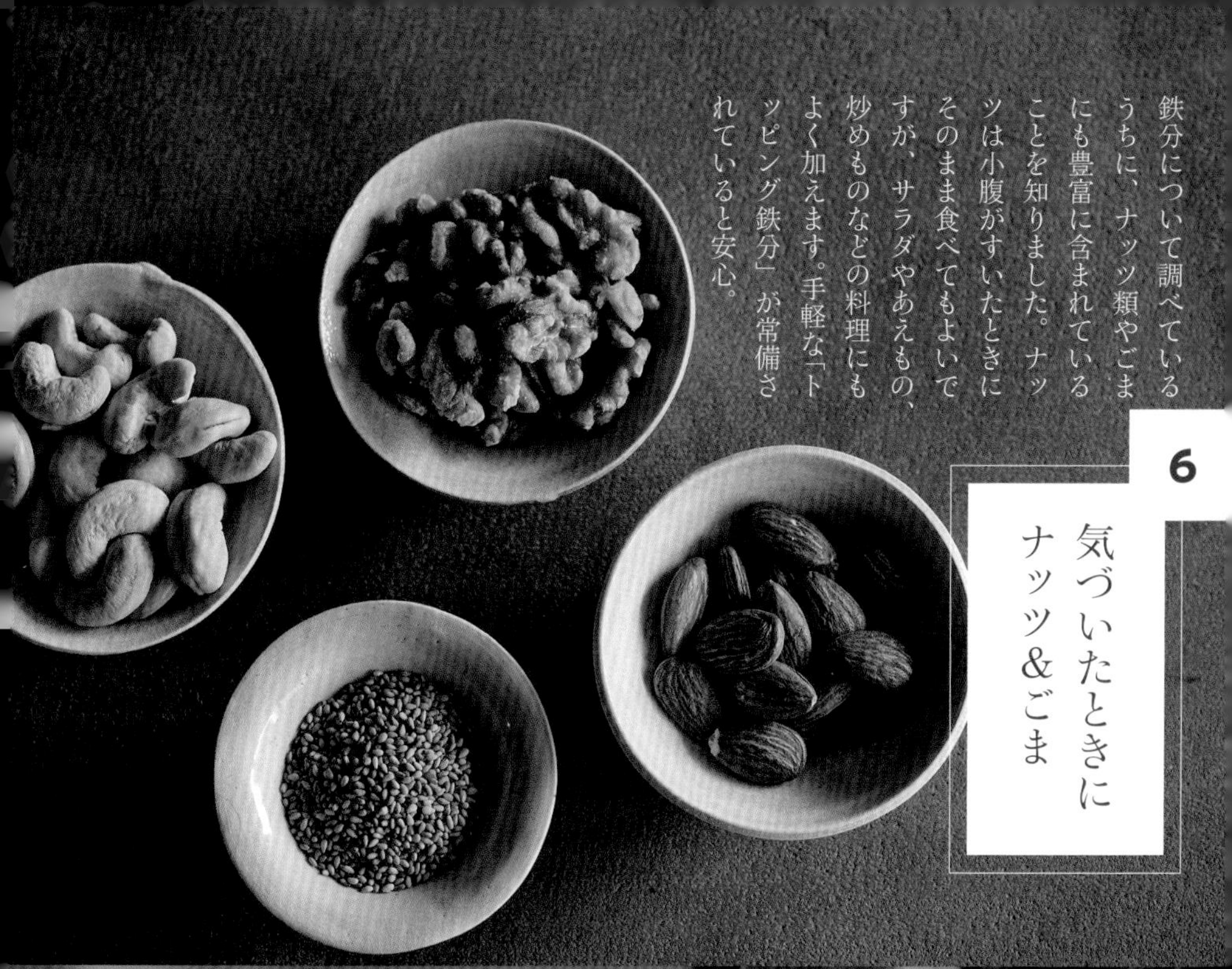

6 気づいたときにナッツ＆ごま

鉄分について調べているうちに、ナッツ類やごまにも豊富に含まれていることを知りました。ナッツは小腹がすいたときにそのまま食べてもよいですが、サラダやあえもの、炒めものなどの料理にもよく加えます。手軽な「トッピング鉄分」が常備されていると安心。

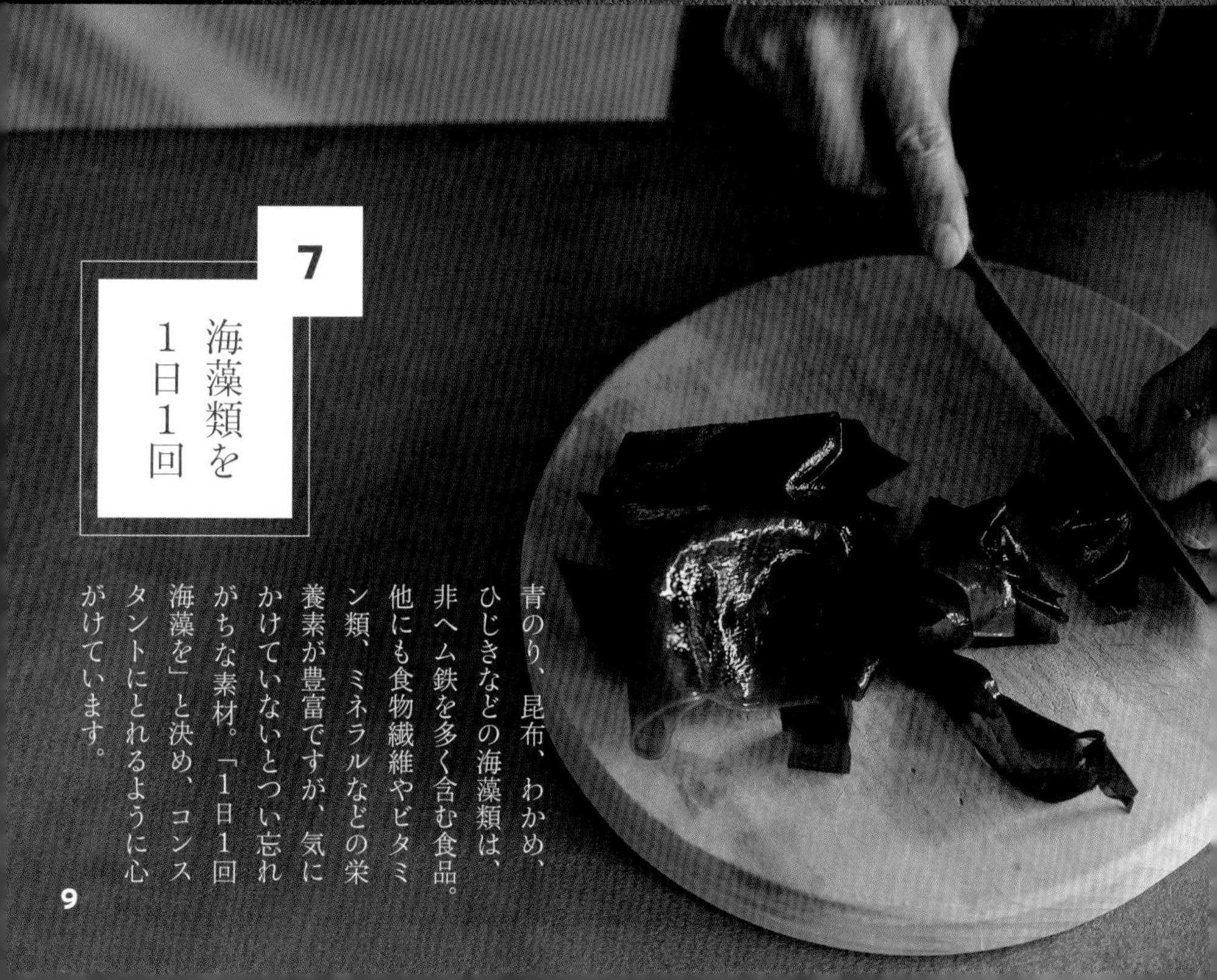

7 海藻類を１日１回

青のり、昆布、わかめ、ひじきなどの海藻類は、非ヘム鉄を多く含む食品。他にも食物繊維やビタミン類、ミネラルなどの栄養素が豊富ですが、気にかけていないとつい忘れがちな素材。「１日１回海藻を」と決め、コンスタントにとれるように心がけています。

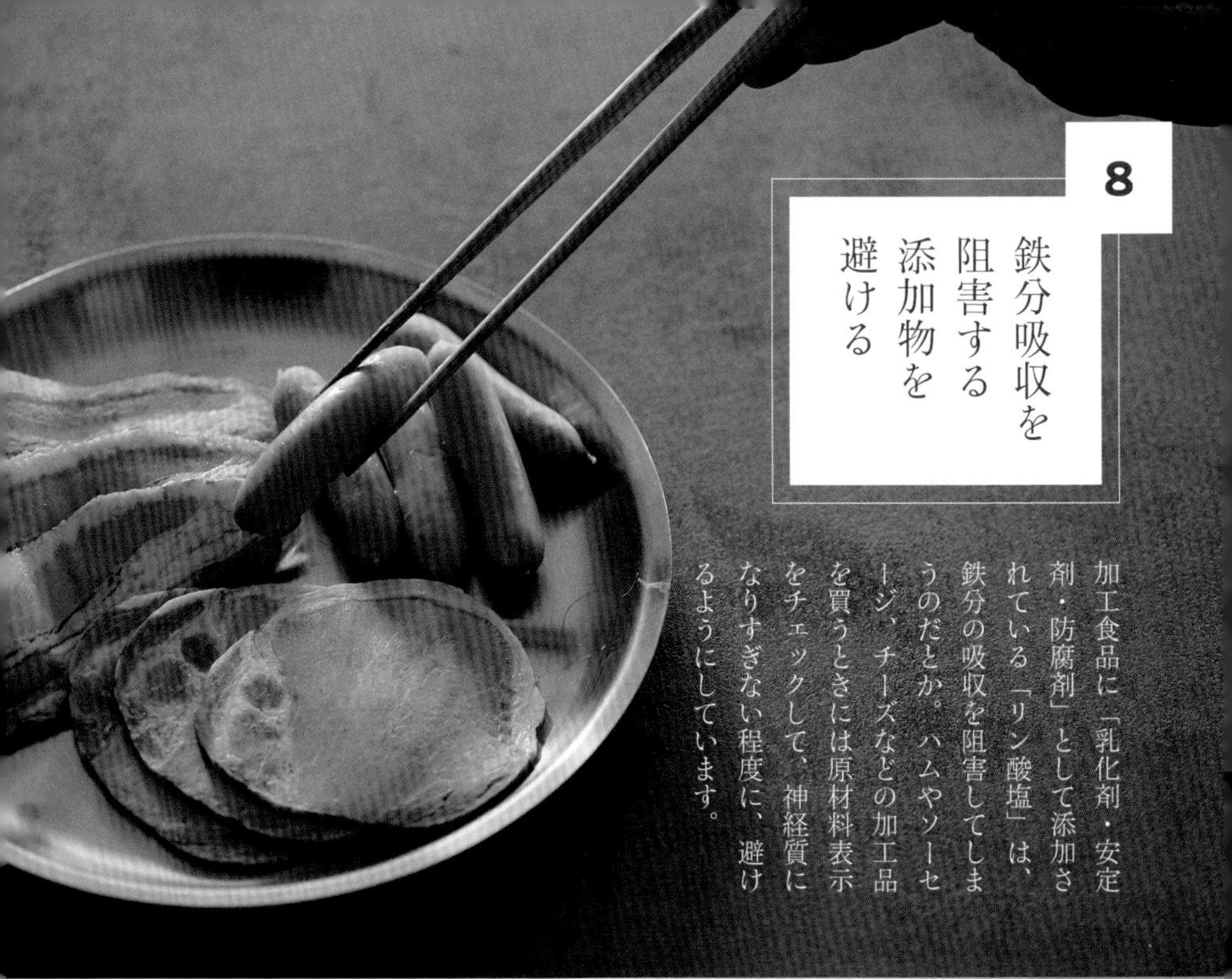

8 鉄分吸収を阻害する添加物を避ける

加工食品に「乳化剤・安定剤・防腐剤」として添加されている「リン酸塩」は、鉄分の吸収を阻害してしまうのだとか。ハムやソーセージ、チーズなどの加工品を買うときには原材料表示をチェックして、神経質になりすぎない程度に、避けるようにしています。

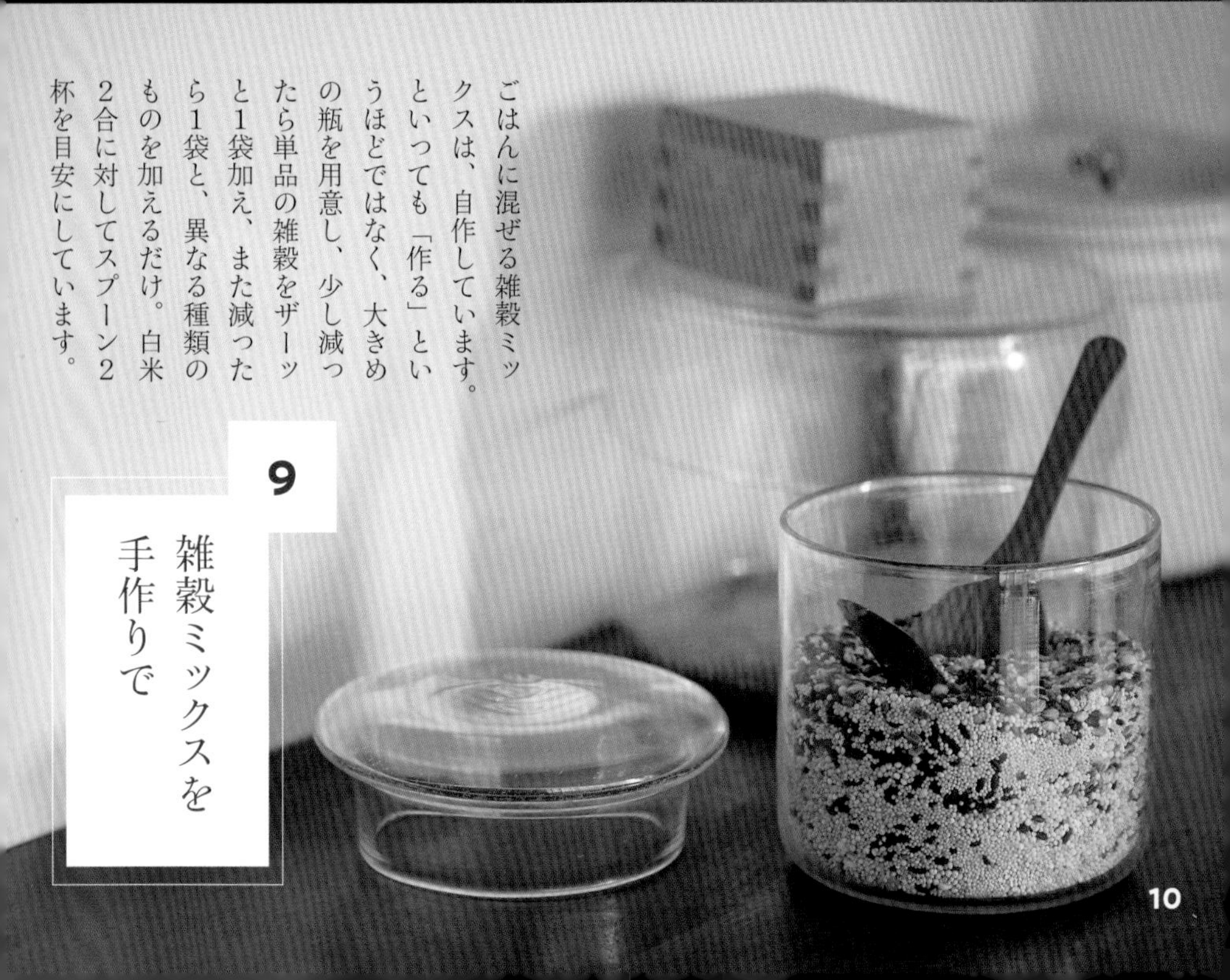

9 雑穀ミックスを手作りで

ごはんに混ぜる雑穀ミックスは、自作しています。といっても「作る」というほどではなく、大きめの瓶を用意し、少し減ったら単品の雑穀をザーッと1袋加え、また減ったら1袋と、異なる種類のものを加えるだけ。白米2合に対してスプーン2杯を目安にしています。

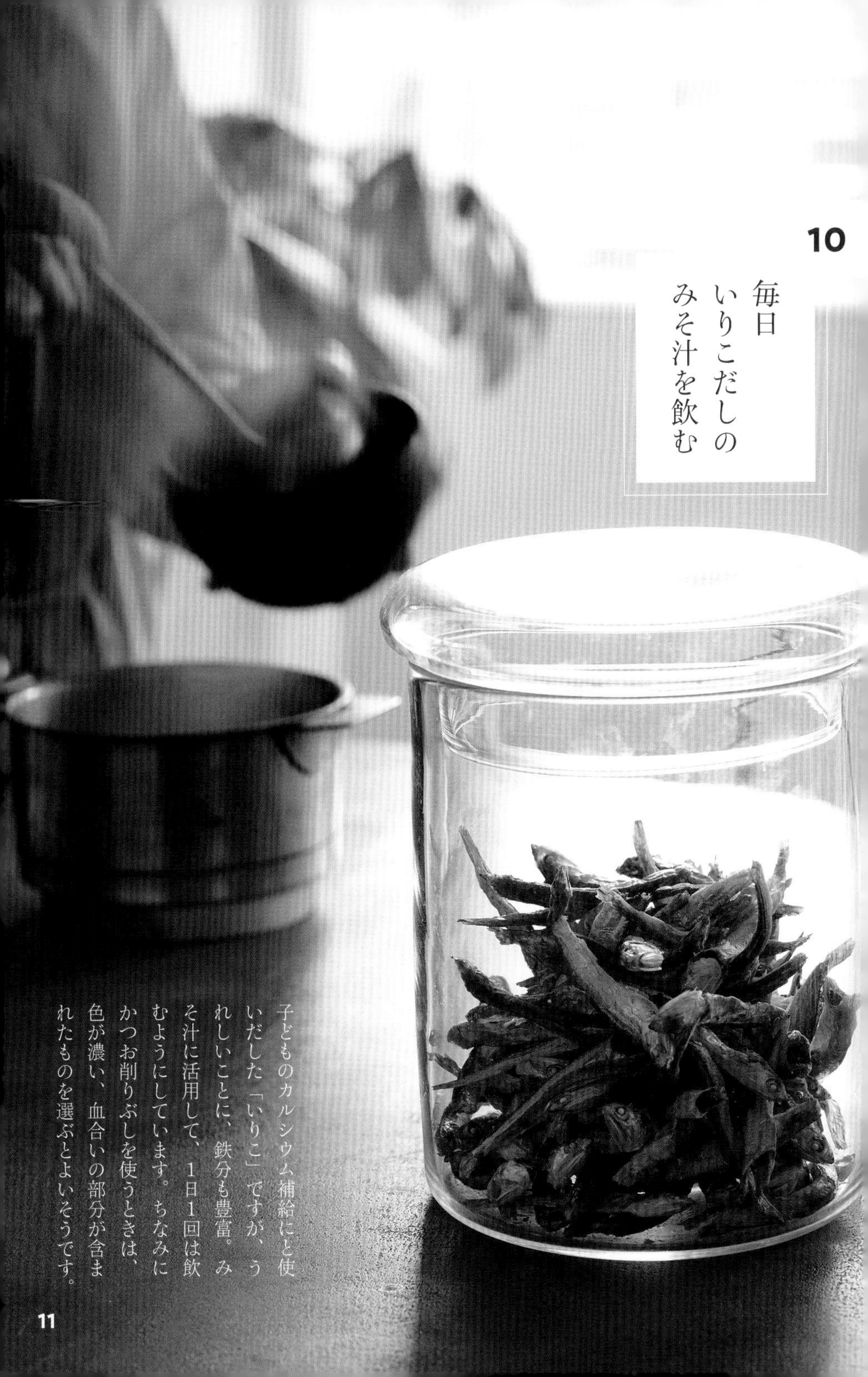

10

毎日いりこだしのみそ汁を飲む

子どものカルシウム補給にと使いだした「いりこ」ですが、うれしいことに、鉄分も豊富。みそ汁に活用して、1日1回は飲むようにしています。ちなみにかつお削りぶしを使うときは、色が濃い、血合いの部分が含まれたものを選ぶとよいそうです。

「鉄分ごはん」を効率的にとるには？

酸素を全身に送り出す役割を担う赤血球。

それを作るのに欠かせないのが「鉄分ごはん」です。

ただ鉄分をとるだけでなく、それを補う役割の栄養素もあわせて食べることが大切です。

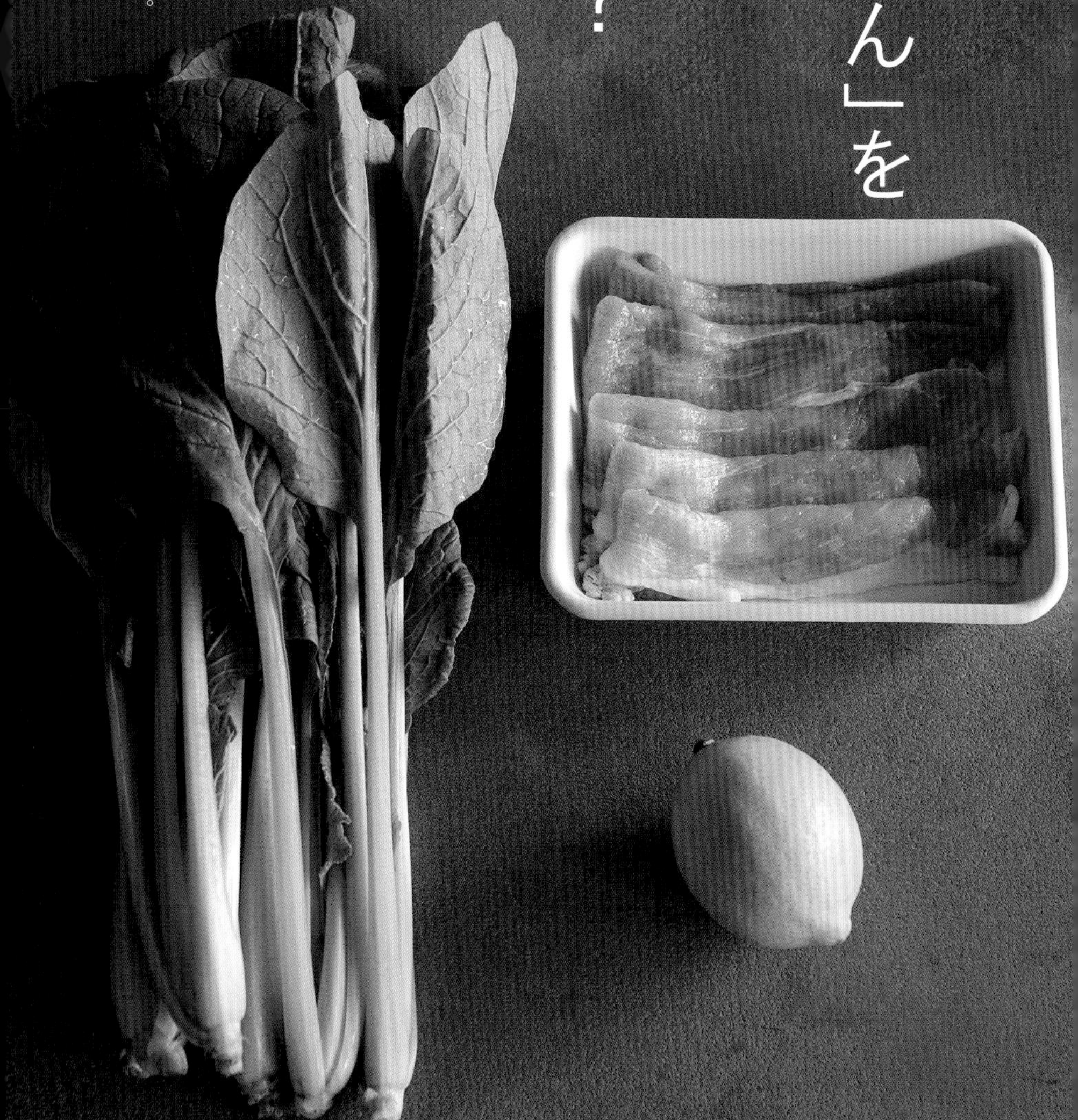

1 動物性の「ヘム鉄」、植物性の「非ヘム鉄」の両方をとる

鉄分には肉や魚の赤身、貝などに含まれる「ヘム鉄」と、野菜や穀類などに含まれる「非ヘム鉄」の2種類があります。ヘム鉄のほうが、非ヘム鉄にくらべると2〜3倍吸収されやすいという利点がありますが、非ヘム鉄もビタミンCやクエン酸と一緒に摂取すると吸収力がアップします。たとえば主菜で赤身のお肉を食べたなら、副菜で青菜のあえものを食べるなど、一食の献立や1日三食の中で、両方の鉄分素材をとることを考えましょう。

2 鉄分の吸収力を高めるたんぱく質とビタミンCをとる

たんぱく質は、筋肉や血液などあらゆる細胞のもと。よく「良質なたんぱく質」という表現を使いますが、これは人が体の中で合成できない「必須アミノ酸」をバランスよく含んだ食品のことで、大豆、卵、肉類、魚類などを指します。元気で必要な量の細胞を作れるよう、しっかりたんぱく質をとることが大事です。ビタミンCは、免疫力向上や、抗酸化作用など、さまざまな役割を果たす以外に、「非ヘム鉄」を吸収されやすくする役割も。鉄分と一緒に、これらの食材を組み合わせて、献立を考えるようにしましょう。

3 造血ビタミンのB_6、B_{12}、葉酸をとる

新しい赤血球を作るために必要なビタミンを通称「造血ビタミン」と呼び、ビタミンB_6、B_{12}、葉酸がそれにあたります。この3つが不足すると造血作用がうまく働かず、貧血に。ビタミンB_6とB_{12}は魚介類やレバー、豆類などに含まれ、妊婦に必要な栄養素として広く知られるようになった葉酸は、葉物野菜やレバー、豆類などに含まれています。これらの栄養素はヘム鉄や非ヘム鉄素材に含まれていることも多く、少量でも普段の食事の中でしっかりとり続けることが大切です。

積極的に取り入れたい食材リスト

成人女性が1日にとるべき鉄分量は、6・0〜10・5mgといわれています(※)。以下のリストで、まずは量をイメージしてみましょう。

ヘム鉄食材

「ヘム鉄」とは赤身の肉や魚、レバーや貝類など動物性の食品に含まれる鉄分のこと。吸収率がよく、効率よく鉄分をとることができます。主菜の素材として積極的に選びましょう。

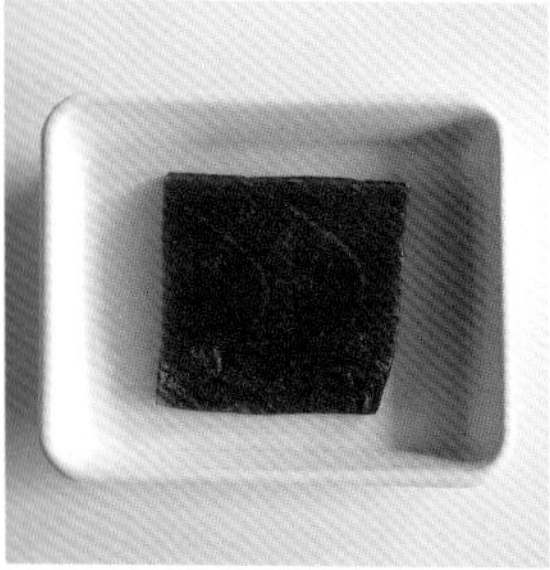

まぐろ…100g

鉄	1.1mg
たんぱく質	26.4g
ビタミンB_6	0.85mg
ビタミンB_{12}	1.3μg
葉酸	8μg

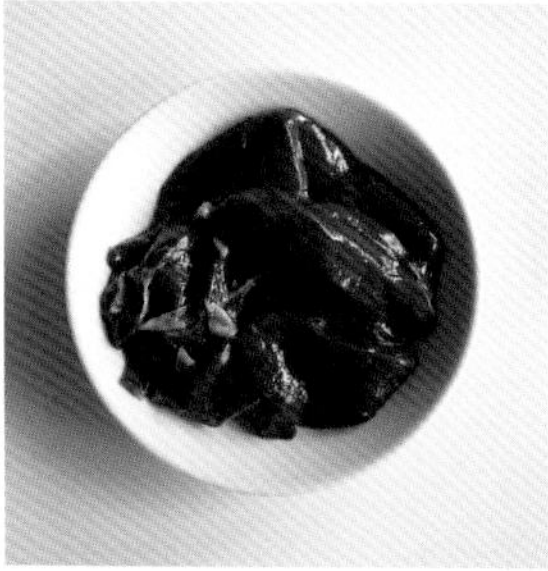

豚レバー…80g

鉄	10.4mg
たんぱく質	16.3g
ビタミンB_6	0.46mg
ビタミンB_{12}	20.2μg
葉酸	648μg

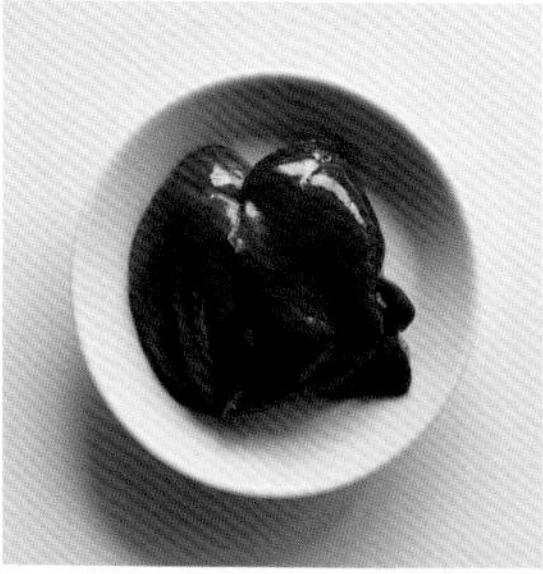

鶏レバー…80g

鉄	7.2mg
たんぱく質	15.1g
ビタミンB_6	0.52mg
ビタミンB_{12}	35.5μg
葉酸	1040μg

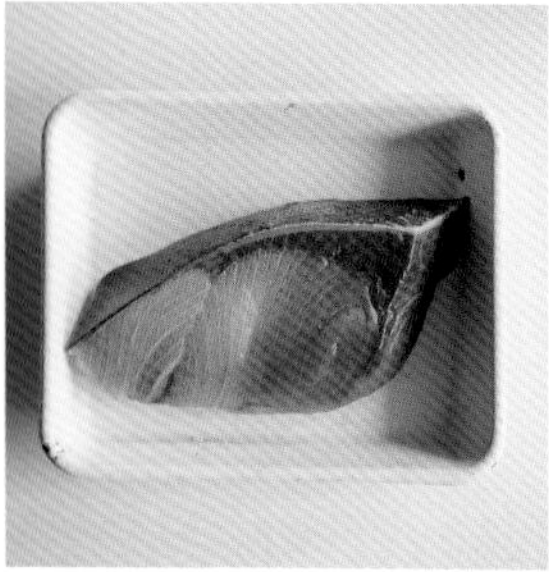

ぶり…120g

鉄	1.5mg
たんぱく質	25.7g
ビタミンB_6	0.50mg
ビタミンB_{12}	4.5μg
葉酸	8μg

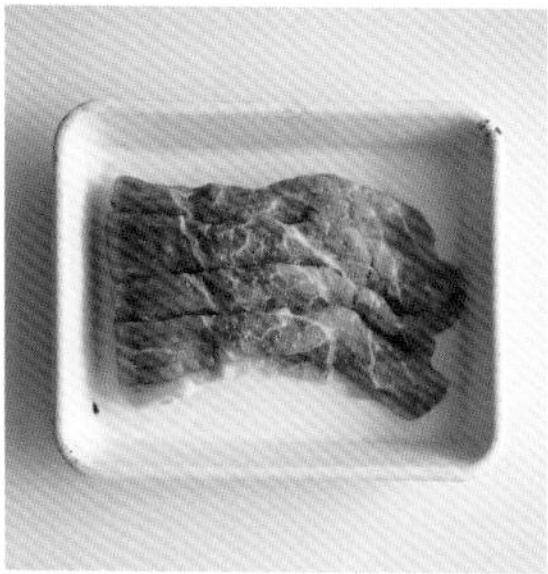

豚もも肉…100g

鉄	0.9mg
たんぱく質	22.1g
ビタミンB_6	0.33mg
ビタミンB_{12}	0.3μg
葉酸	2μg

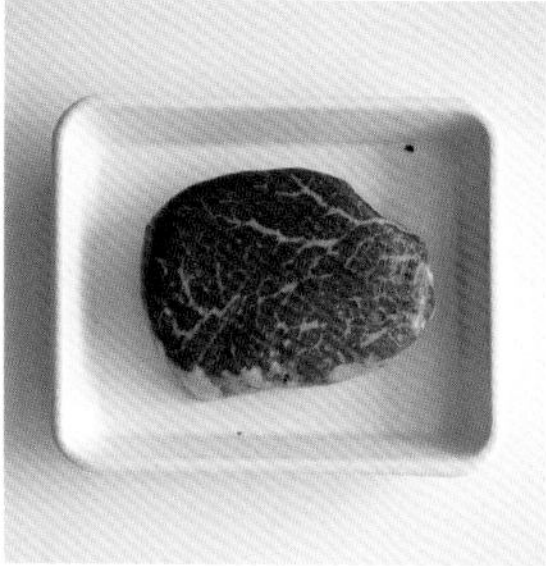

牛ヒレ肉…100g

鉄	2.5mg
たんぱく質	19.1g
ビタミンB_6	0.37mg
ビタミンB_{12}	1.6μg
葉酸	8μg

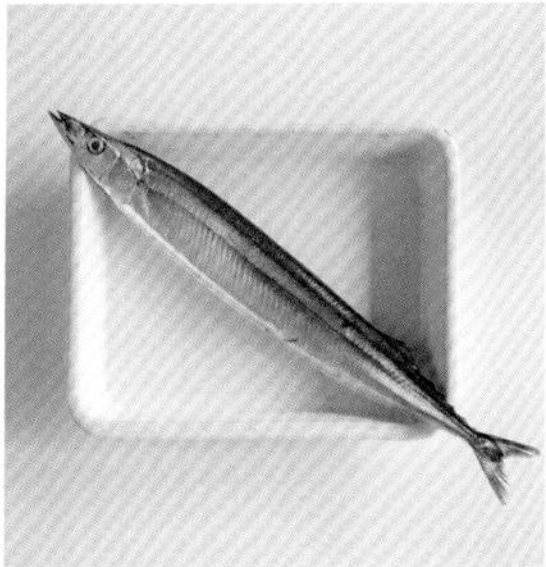

さんま…150g

鉄	2.1mg
たんぱく質	27.2g
ビタミンB_6	0.81mg
ビタミンB_{12}	24.3μg
葉酸	23μg

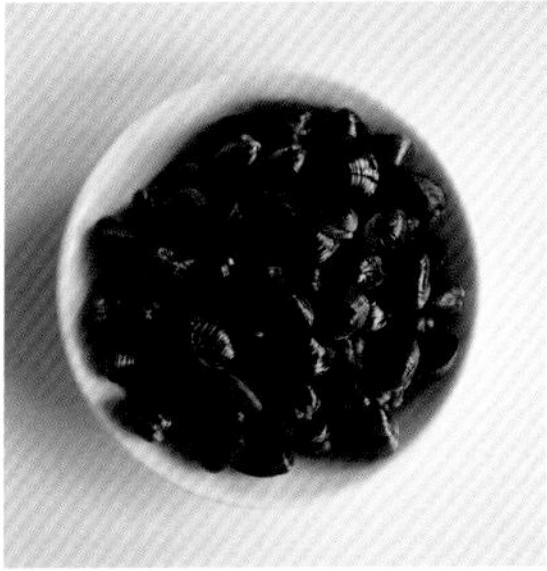

しじみ…200g（正味48g）

鉄	4.0mg
たんぱく質	3.6g
ビタミンB_6	0.05mg
ビタミンB_{12}	32.8μg
葉酸	13μg

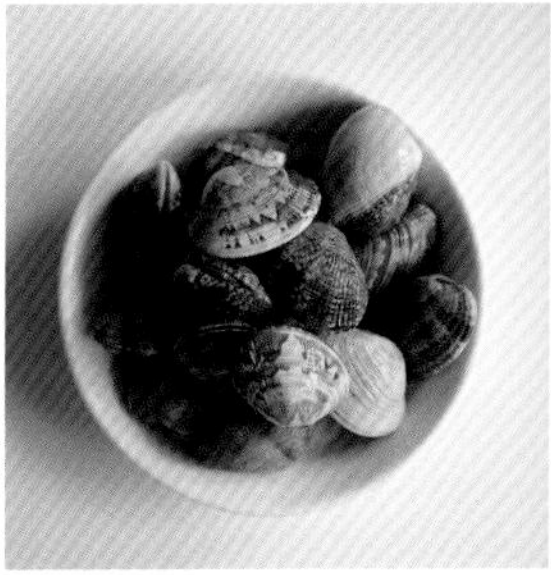

あさり…200g（正味75g）

鉄	2.9mg
たんぱく質	4.5g
ビタミンB_6	0.03mg
ビタミンB_{12}	39.3μg
葉酸	8μg

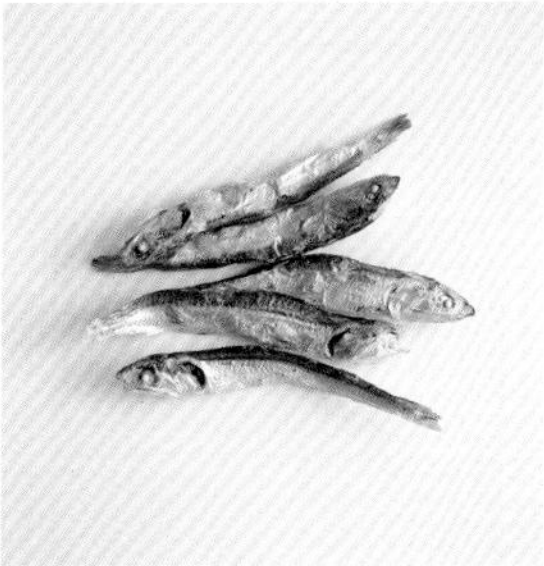

いりこ…7g

鉄	1.3mg
たんぱく質	4.5g
ビタミンB_6	0.02mg
ビタミンB_{12}	2.9μg
葉酸	5μg

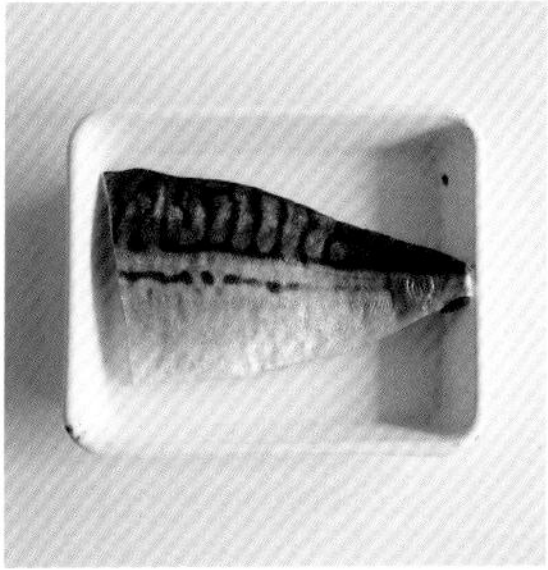

さば…100g

鉄	1.2mg
たんぱく質	20.6g
ビタミンB_6	0.59mg
ビタミンB_{12}	12.9μg
葉酸	11μg

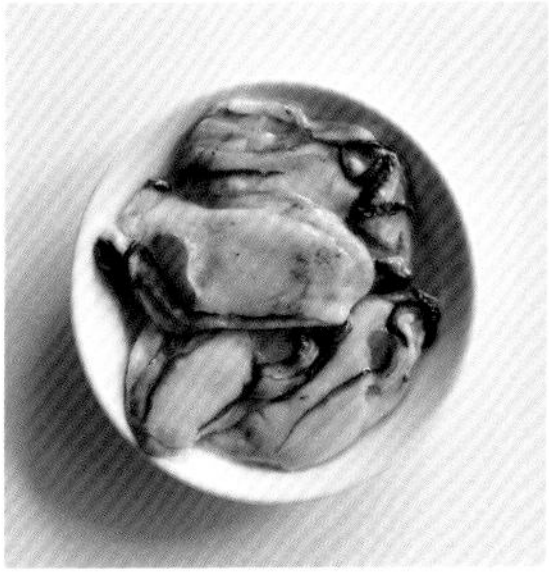

牡蠣…100g

鉄	2.1mg
たんぱく質	6.9g
ビタミンB_6	0.07mg
ビタミンB_{12}	23.1μg
葉酸	39μg

※厚生労働省「日本人の食事摂取基準（2015年版）」より、女性の鉄の食事摂取基準
18～29歳 6.0mg、30～69歳 6.5mg、70歳～6.0mg（ただし月経時はいずれの年齢も10.5mg）

非ヘム鉄食材

「非ヘム鉄」は青菜や豆、海藻類など植物性食品に含まれる鉄分のこと。ヘム鉄とくらべると吸収率が低く、ビタミンCや動物性たんぱく質と一緒に食べると吸収されやすくなります。

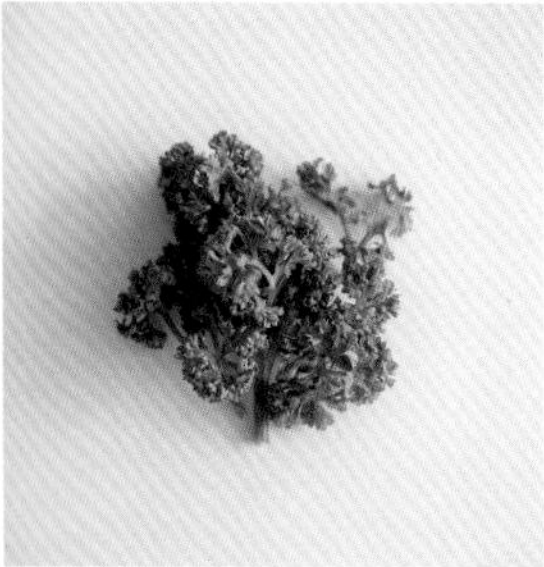

パセリ…10g

鉄	0.8mg
たんぱく質	0.4g
ビタミンB_6	0.03mg
葉酸	22μg

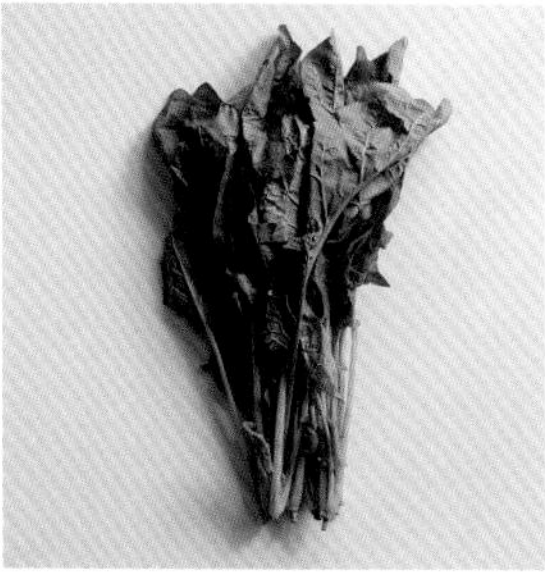

ほうれん草…150g

鉄	3.0mg
たんぱく質	3.3g
ビタミンB_6	0.21mg
葉酸	315μg

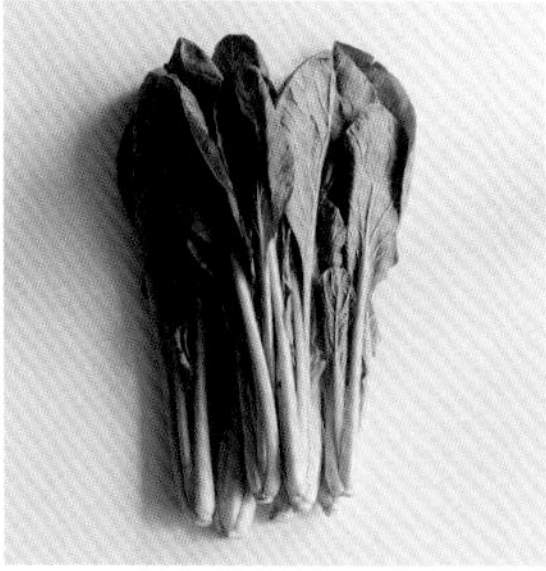

小松菜…250g

鉄	7.0mg
たんぱく質	3.8g
ビタミンB_6	0.30mg
葉酸	275μg

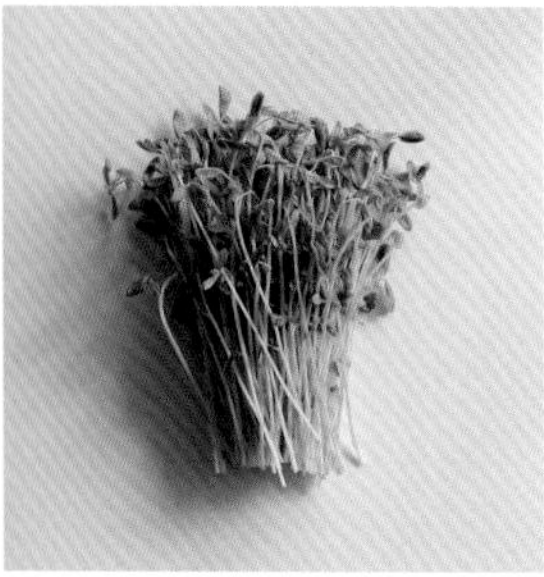

豆苗…85g

鉄	0.9mg
たんぱく質	3.2g
ビタミンB_6	0.16mg
葉酸	77μg

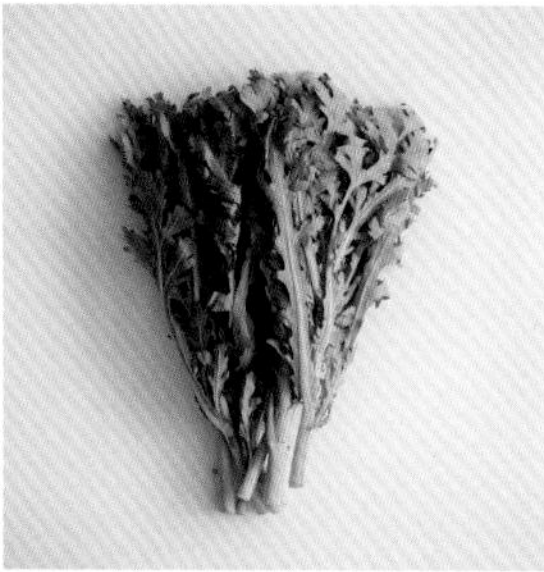

春菊…150g

鉄	2.6mg
たんぱく質	3.5g
ビタミンB_6	0.20mg
葉酸	285μg

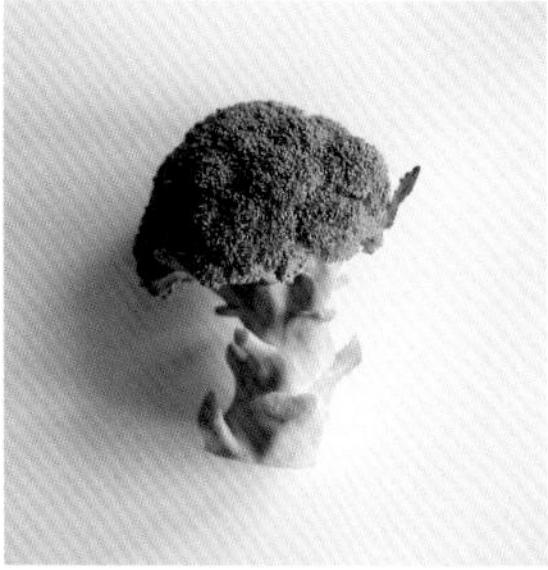

ブロッコリー…300g

鉄	3.0mg
たんぱく質	12.9g
ビタミンB_6	0.81mg
葉酸	630μg

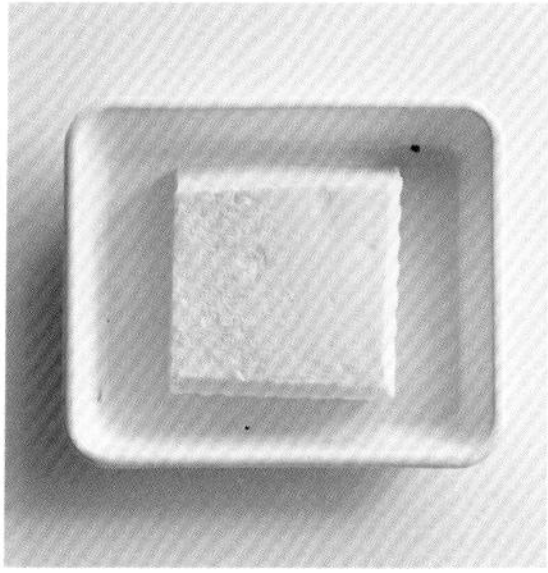

豆腐（絹ごし）…200g

鉄	2.4mg
たんぱく質	10.6g
ビタミンB_6	0.12mg
葉酸	24μg

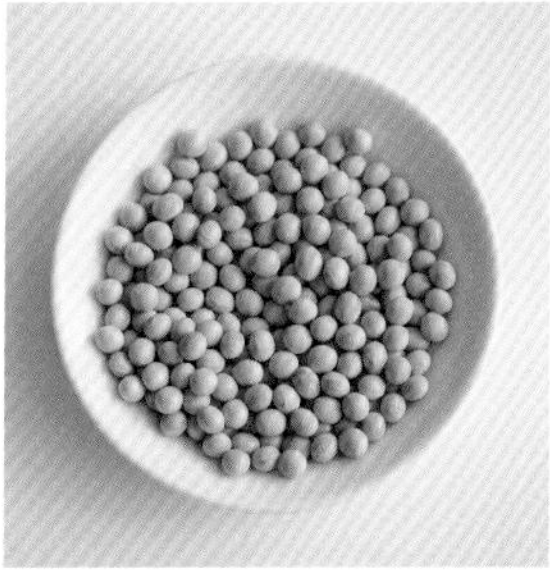

大豆（乾物）…50g

鉄	3.4mg
たんぱく質	16.9g
ビタミンB_6	0.26mg
葉酸	130μg

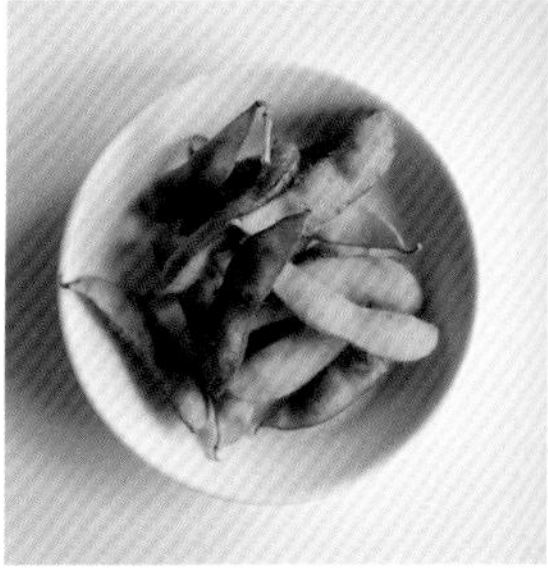

枝豆…50g（正味25g）

鉄	0.7mg
たんぱく質	2.9g
ビタミンB_6	0.04mg
葉酸	80μg

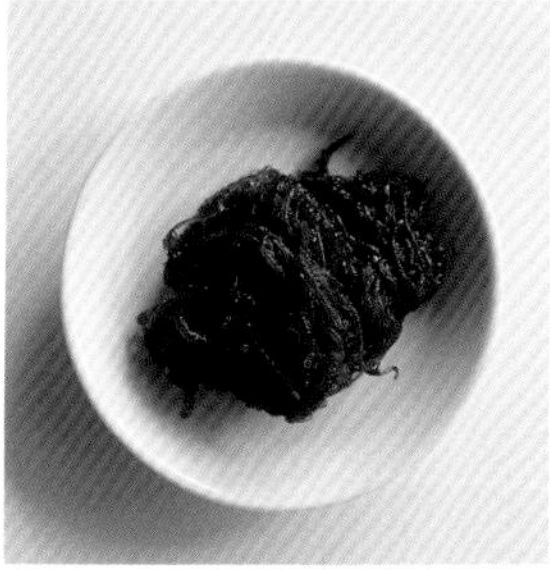

もずく…50g

鉄	0.4mg
たんぱく質	0.1g
ビタミンB_{12}	0.55μg
葉酸	1μg

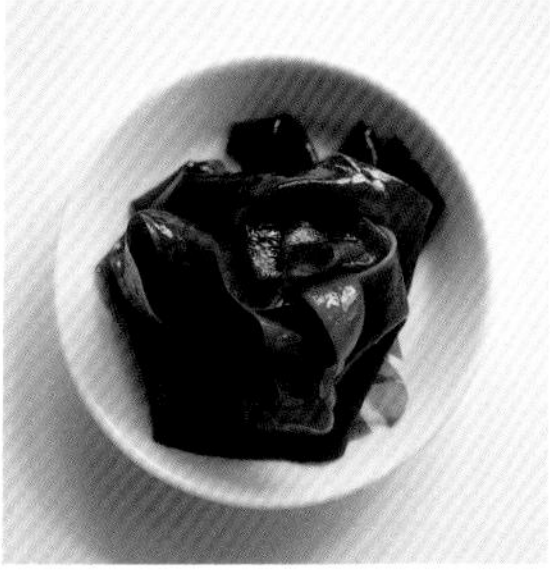

わかめ…50g

鉄	0.4mg
たんぱく質	1.0g
ビタミンB_6	0.02mg
葉酸	15μg

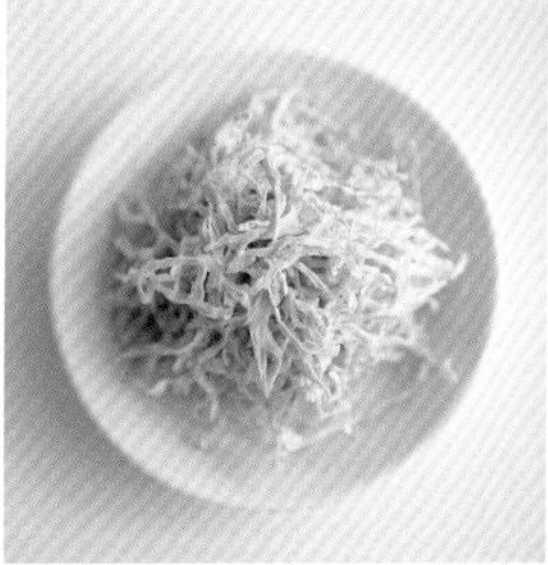

切り干し大根…20g

鉄	0.6mg
たんぱく質	2.0g
ビタミンB_6	0.06mg
葉酸	42μg

ビタミンC食材

鉄分の吸収をアップさせる働きがあるビタミンC。鉄素材を食べるときにセットで考えて。他にも免疫力アップや抗酸化作用の高さでも知られ、毎日欠かさずとりたい栄養素です。

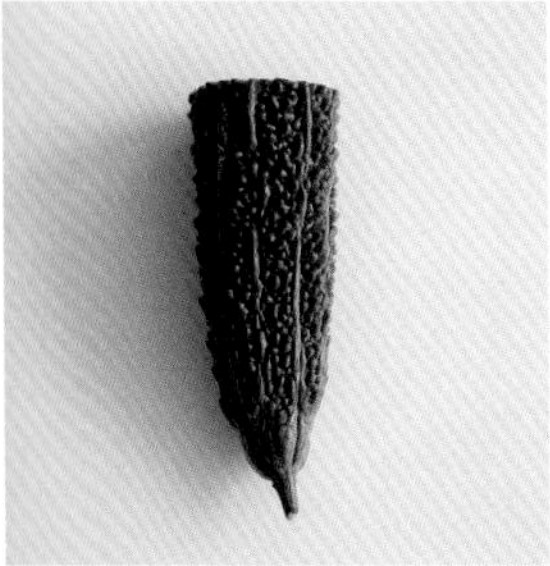

ゴーヤ…130g

ビタミンC	99mg
葉酸	94μg
鉄	0.5mg

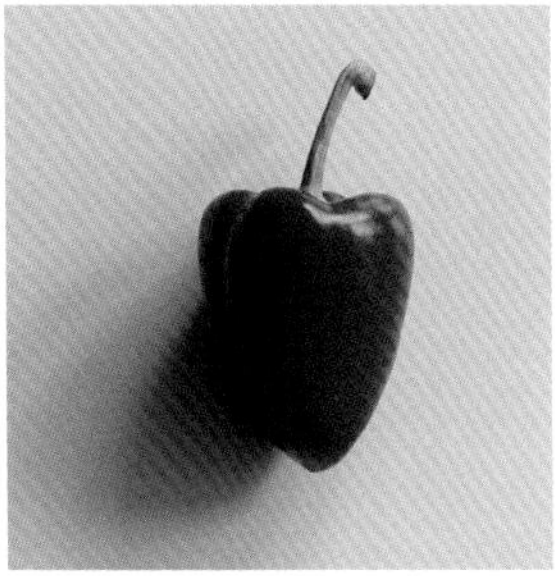

パプリカ…130g

ビタミンC	221mg
葉酸	88μg
鉄	0.5mg

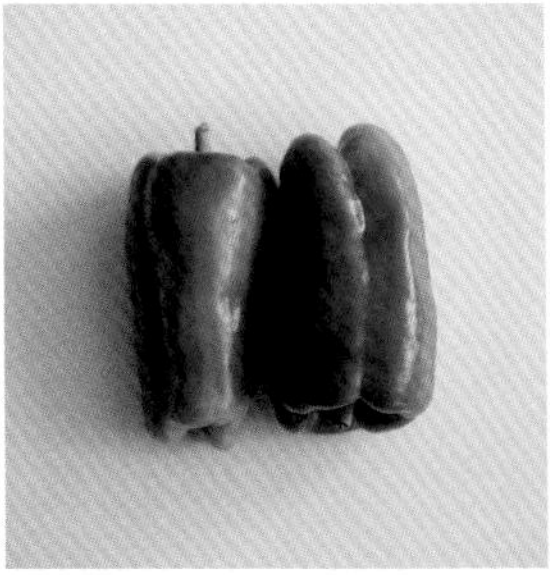

ピーマン…80g

ビタミンC	61mg
葉酸	21μg
鉄	0.3mg

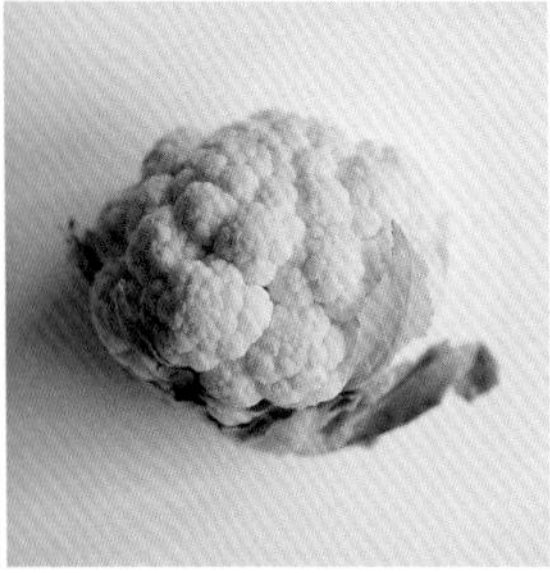

カリフラワー…350g

ビタミンC	284mg
葉酸	329μg
鉄	2.1mg

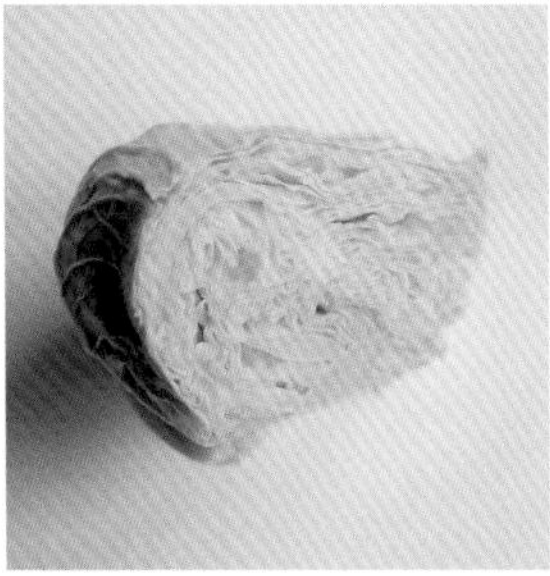

キャベツ…300g

ビタミンC	123mg
葉酸	234μg
鉄	0.9mg

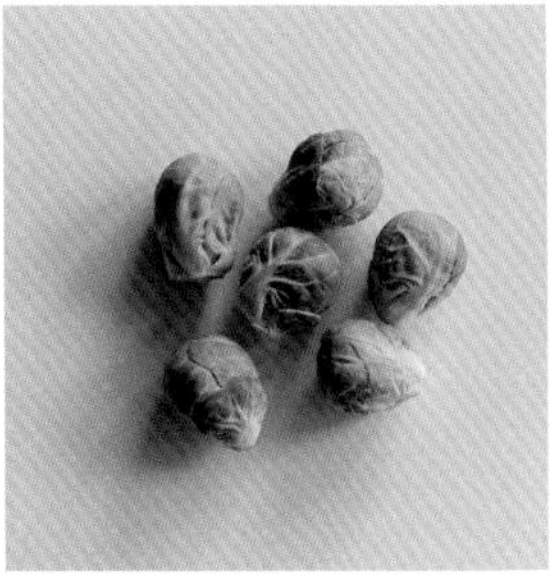

芽キャベツ…50g

ビタミンC	80mg
葉酸	120μg
鉄	0.5mg

葉酸食材

「造血ビタミン」と呼ばれる葉酸は、新しい赤血球を作るために必要な栄養素。最近は妊婦さんに必要な素材としても知られています。1日に成人で240μg(妊娠期は480μg)とるのが目安です。

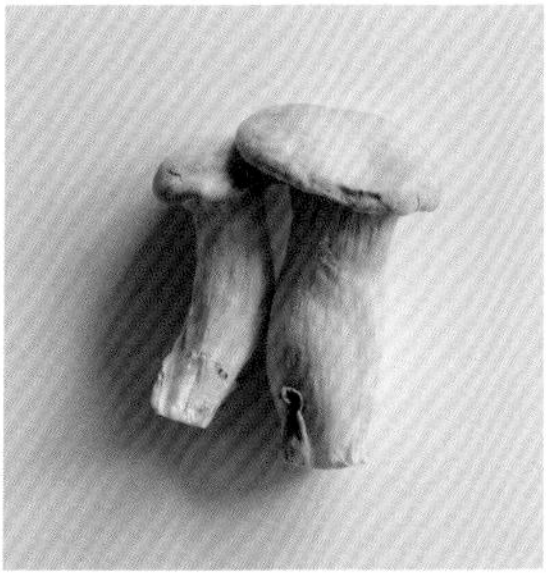

エリンギ…80g

葉酸	52μg
鉄	0.3mg

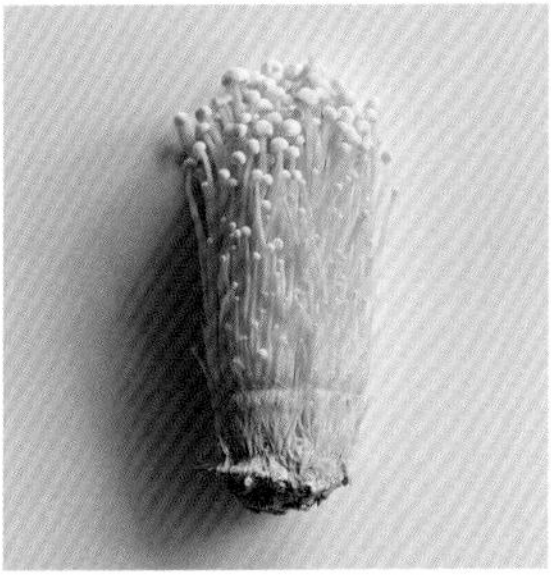

えのきたけ…80g

葉酸	64μg
鉄	0.9mg

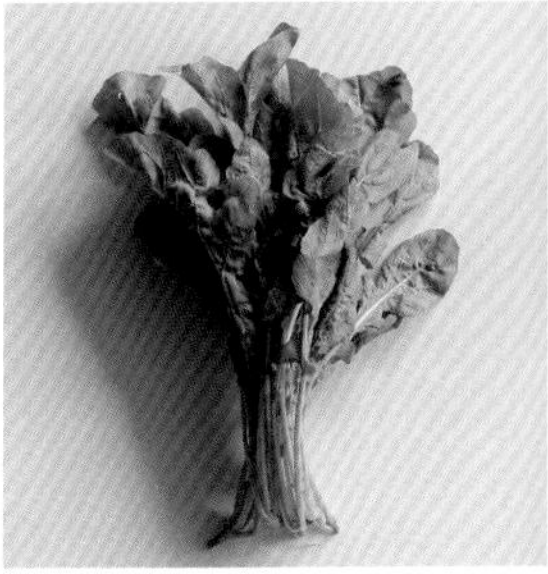

ルッコラ…50g

葉酸	85μg
ビタミンC	33mg
鉄	0.8mg

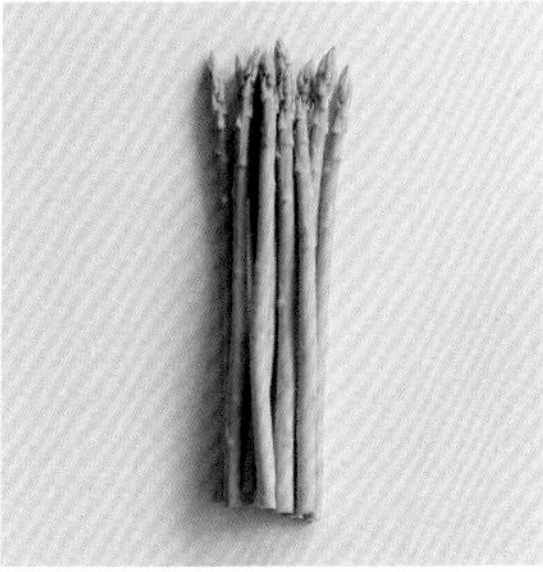

アスパラガス…50g

葉酸	95μg
ビタミンC	8mg
鉄	0.4mg

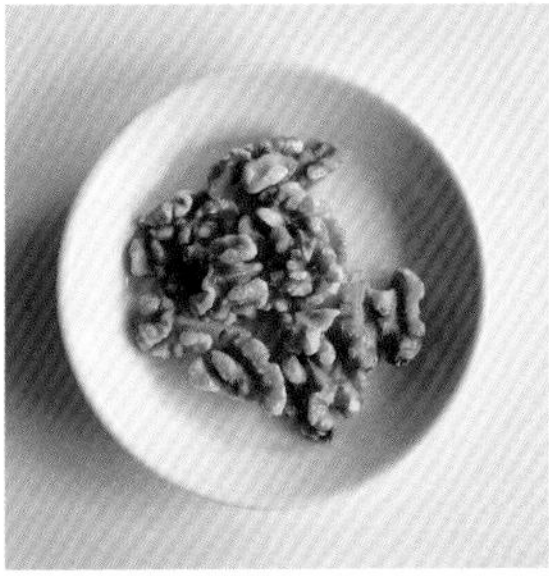

くるみ…20g

葉酸	18μg
鉄	0.5mg

焼きのり…3g

葉酸	116μg
ビタミンC	6mg
鉄	0.3mg

※『七訂 食品成分表2019』より抜粋、改変。食材の分量の数値は写真の分量と同じ。

毎日の鉄分献立

無理なくちょこちょことれる

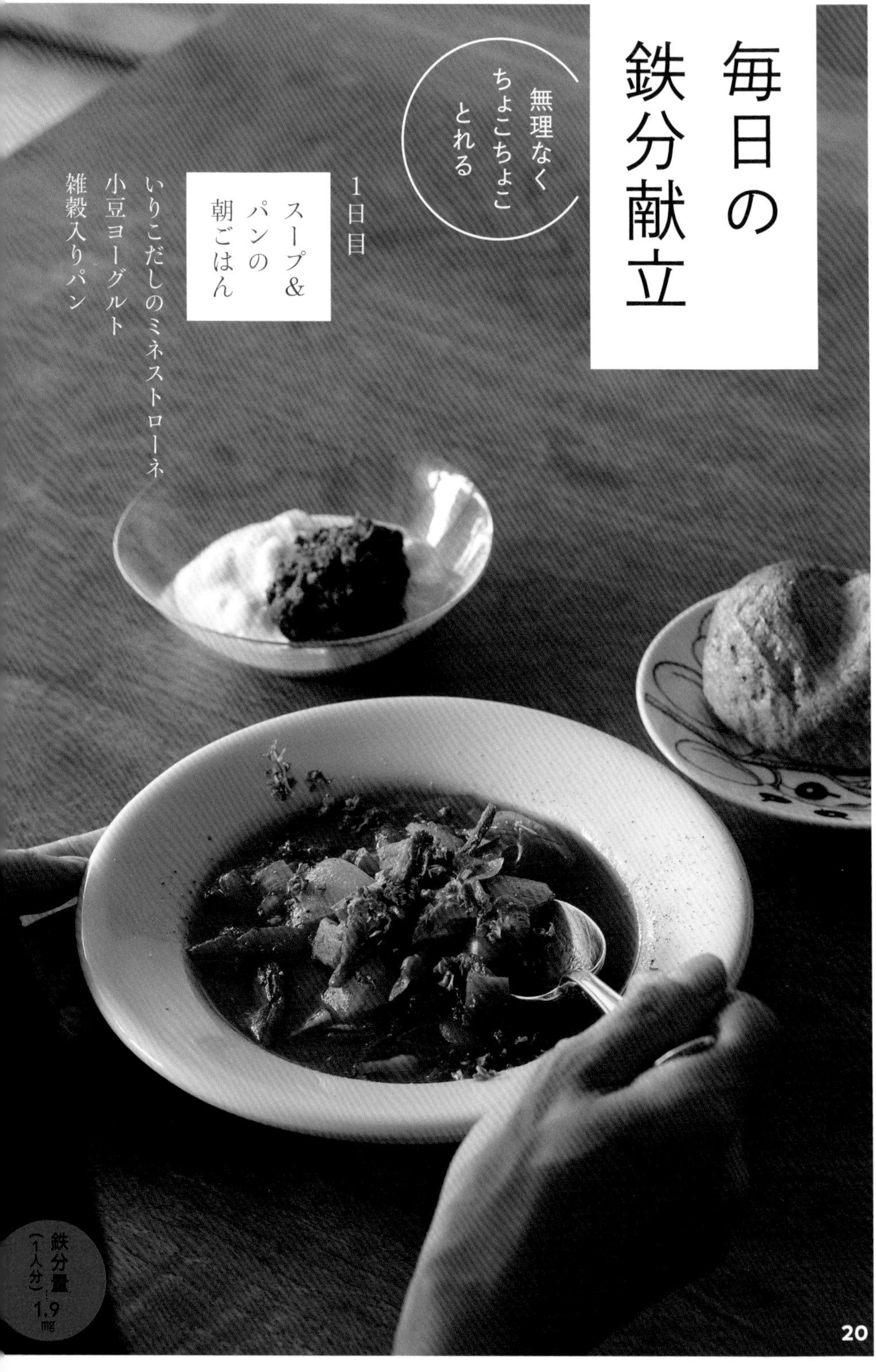

1日目

スープ&パンの朝ごはん

いりこだしのミネストローネ
小豆ヨーグルト
雑穀入りパン

鉄分量（1人分）…1.9mg

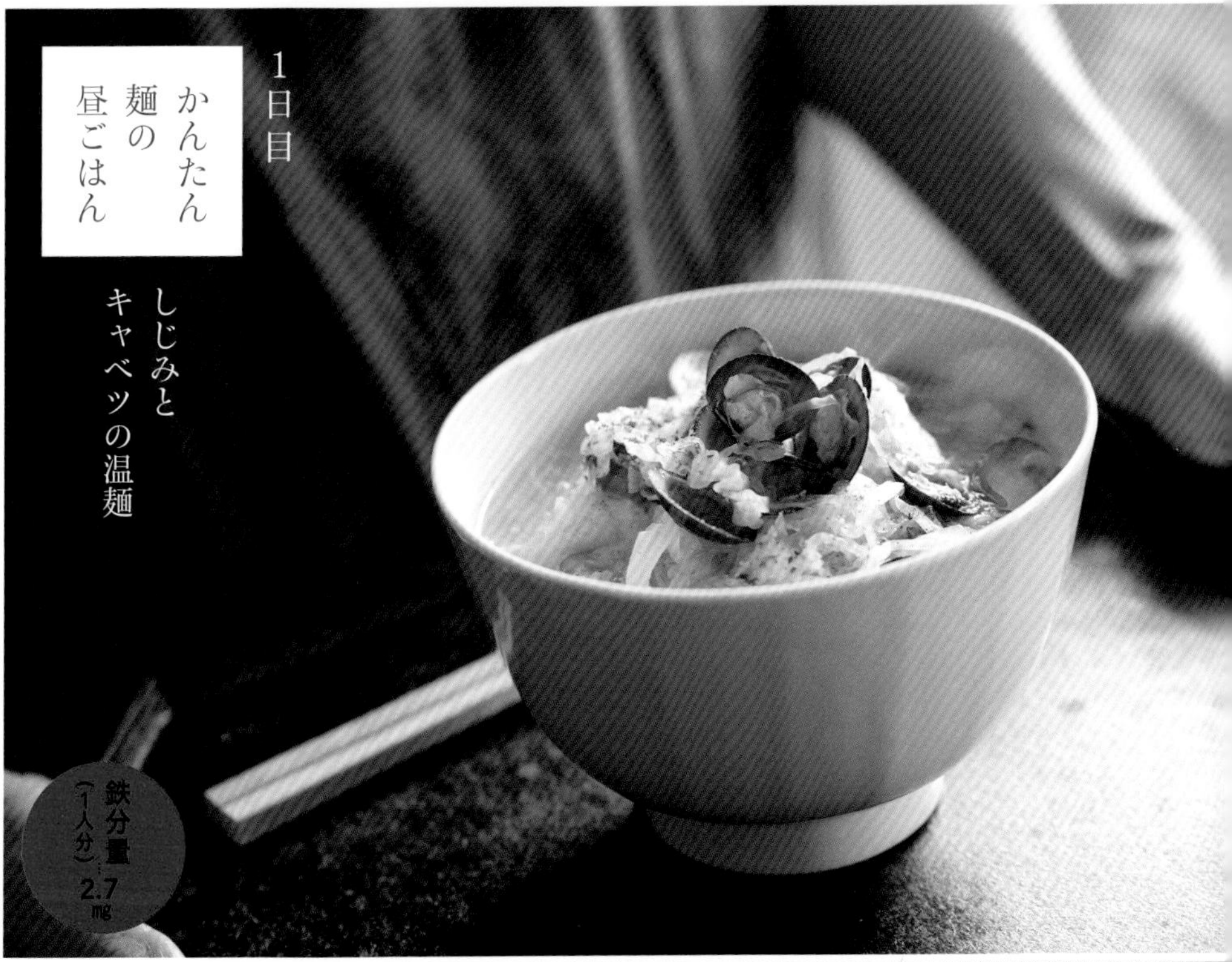

1日目

かんたん麺の昼ごはん

しじみとキャベツの温麺

鉄分量（1人分）…2.7mg

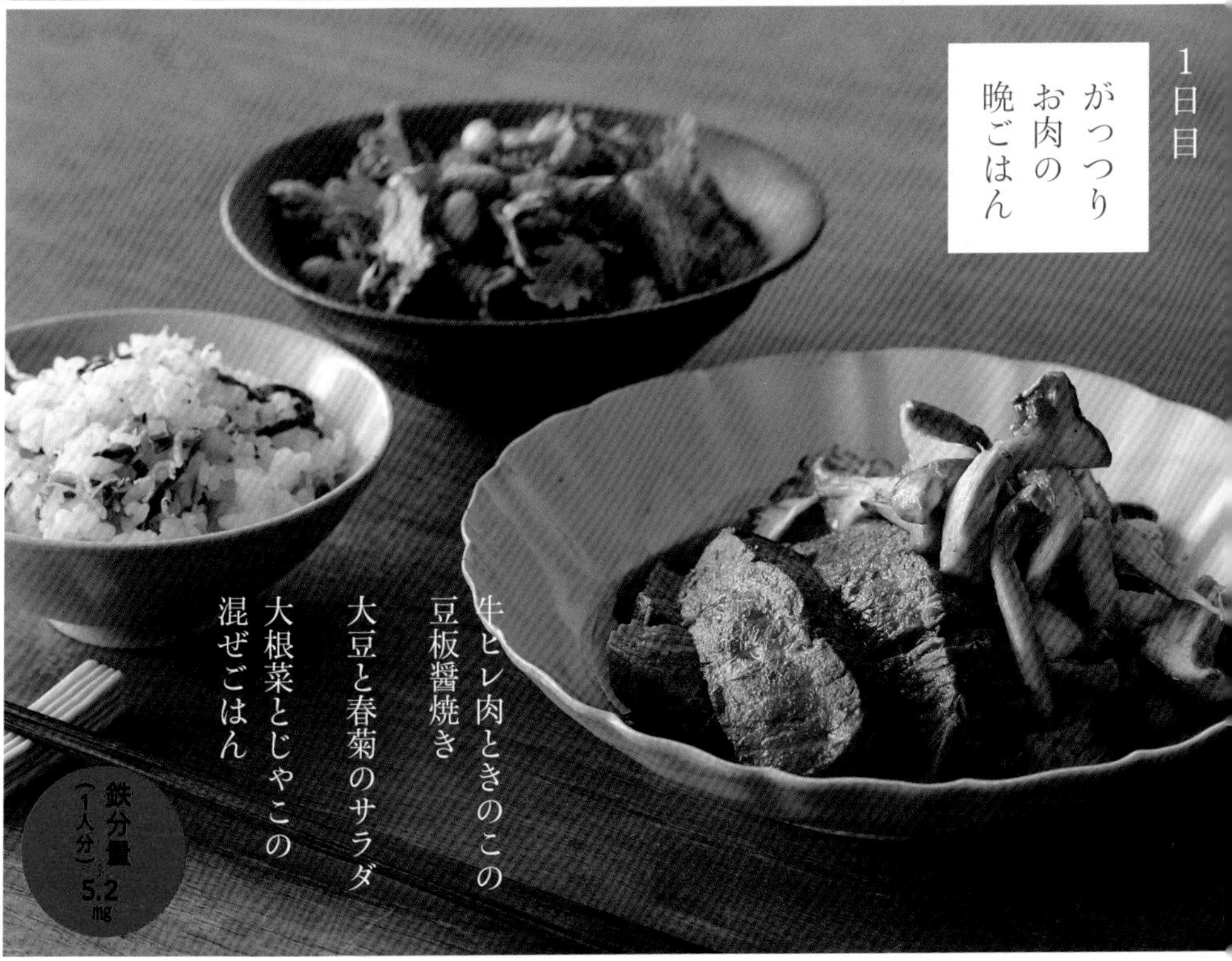

1日目

がっつりお肉の晩ごはん

牛ヒレ肉ときのこの豆板醤焼き

大豆と春菊のサラダ

大根菜とじゃこの混ぜごはん

鉄分量（1人分）…5.2mg

③ A、ゆで大豆を加え、アクを取りながらひと煮立ちさせる。弱火にしてふたをし、約10分煮る。
④ 塩、こしょうを加え、味を調える。器に盛り、パセリを散らす。

小豆ヨーグルト

材料（2人分）と作り方

ゆで小豆大さじ4は好みでメープルシロップ適量を混ぜる。器に盛り分けたプレーンヨーグルト150gの上にのせる。

かんたん麺の昼ごはん

しじみはおいしいだしが出るだけでなく、優秀な鉄分素材。身も一緒に食べると、より多くの鉄分がとれます。

しじみとキャベツの温麺

材料（2人分）

素麺……3わ
しじみ（砂抜きしたもの※）……200g
キャベツ……150g
A［いりこだし……500mℓ
　しょうが（せん切り）……1片］
塩……小さじ½
七味唐辛子……少々

※砂抜きの方法は67ページ参照。

① キャベツは細切りにする。
② 鍋にしじみ、Aを入れ、中火にかける。煮立ったらアクを取って①を入れ、弱めの中火にし、約5分煮る。塩を加え、

スープ&パンの朝ごはん

ミネストローネをスープの素ではなく、いりこだしで作ると、鉄分アップ。新鮮ないりこなら、そのまま一緒に食べてしまいましょう。ジャムの代わりにゆで小豆、白パンの代わりに雑穀パンにして。

いりこだしのミネストローネ

材料（2人分）

ズッキーニ（小）……1本（150g）
玉ねぎ……½個
トマト（大）……1個
ゆで大豆……80g
にんにく（つぶす）……½片
オリーブオイル……小さじ2
A［いりこだし……350mℓ
　酒……大さじ1］
塩……小さじ⅓
こしょう……少々
パセリ（みじん切り）……少々

［いりこだしのとり方］
いりこ5尾ははらわたとえらを取り除く。鍋にいりこ、水1ℓを入れて中火にかけ、アクが出てきたら取り、弱火で約5分煮出す。火を止め、ざるでこす。

① ズッキーニ、玉ねぎ、トマトは1cm角に切る。
② 鍋ににんにく、オリーブオイルを入れ、中火にかける。香りが立ったら①を入れ、しんなりするまで炒める。

③ 牛肉を裏返し、まいたけ、エリンギを加えてさっと炒める。酒をふり、ふたをして約5分、弱めの中火で加熱する。
④ **A**を加え、煮立たせながらからめる。汁けが飛んだら火を止め、牛肉を食べやすく切って器に盛る。

大豆と春菊のサラダ

材料（2人分）

ゆで大豆		50g
春菊		½束
A	黒酢	大さじ½
	しょうゆ	大さじ½
	ごま油	大さじ½
白いりごま		小さじ1

① 春菊は食べやすい長さに切り、茎の太い部分は斜め薄切りにする。
② ボウルに大豆、①、**A**を入れ、さっとあえる。器に盛り、白ごまをふる。

大根菜とじゃこの混ぜごはん

材料（2人分）

大根の葉	3本（18g）
ちりめんじゃこ	15g
炊いたごはん	茶碗2杯分
白いりごま	少々
塩	小さじ¼

① 沸騰した湯に塩、大根の葉を入れ、約1分ゆでて冷水にとり、水けを絞る。
② ①を小口切りにし、ちりめんじゃこ、白ごまとともにごはんに混ぜる。

味を調える。
③ 袋の表示どおりにゆでた素麺の湯をきって器に入れる。②を注ぎ入れ、好みで七味唐辛子をふる。

がっつりお肉の晩ごはん

お肉を選ぶときは、低カロリーかつ、ヘム鉄が豊富な赤身肉を。大根葉は、鉄分だけでなくビタミンやミネラルの宝庫。決して捨てないで、かしこくおいしく活用していきましょう。

牛ヒレ肉ときのこの豆板醤焼き

材料（2人分）

牛ヒレ肉		250g
まいたけ		100g
エリンギ		2本
にんにく（薄切り）		1片
ごま油		小さじ2
酒		大さじ2
A	みりん	大さじ2
	しょうゆ	大さじ1と½
	豆板醤	小さじ½

① 牛肉は常温にもどす。まいたけは食べやすい大きさにほぐし、エリンギは縦5〜6等分にさく。長いものは、長さを半分に切る。
② フライパンににんにく、ごま油を入れて中火にかけ、香りが立ったら牛肉を入れ、焼き目をつける。

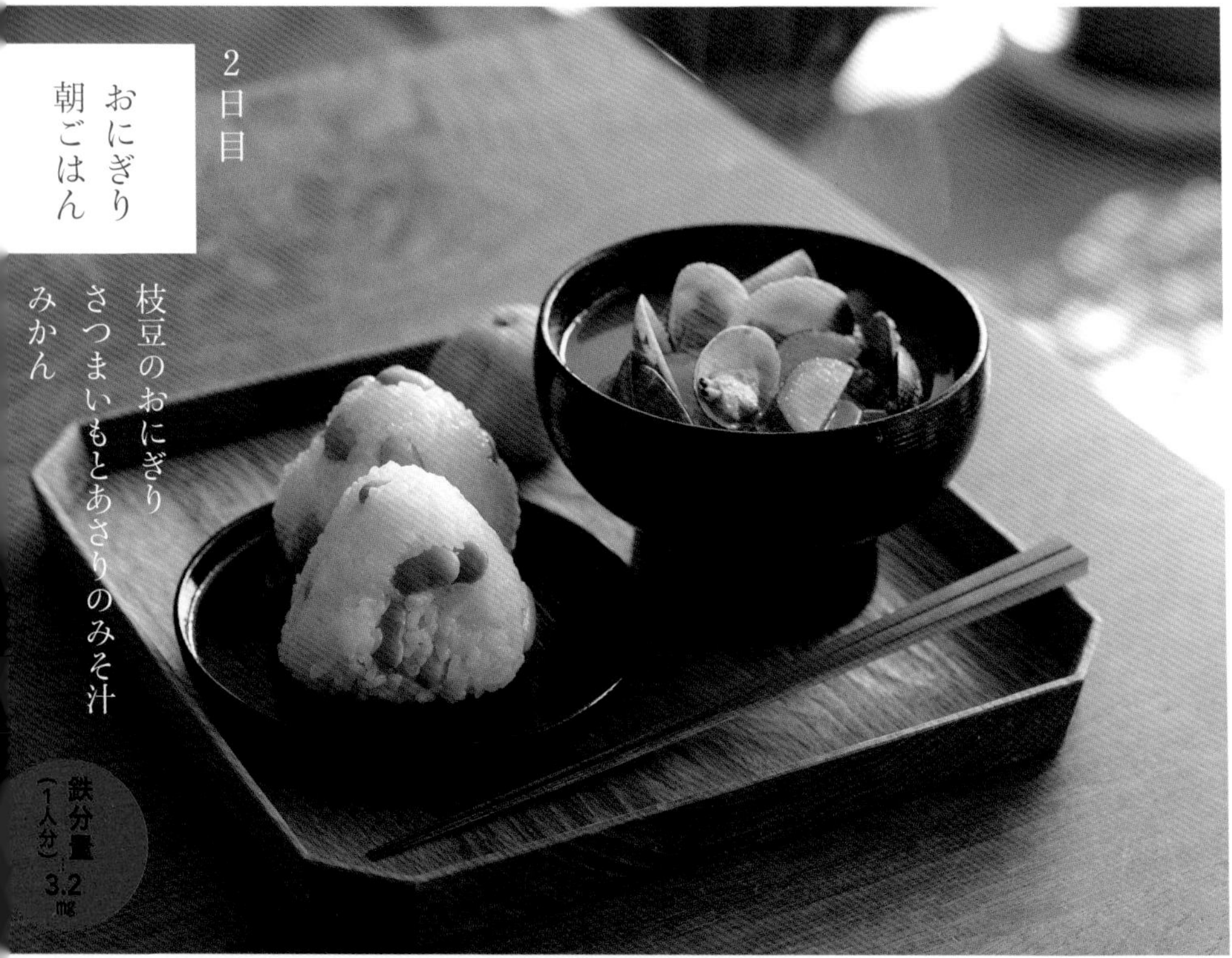

2日目 おにぎり朝ごはん

枝豆のおにぎり
さつまいもとあさりのみそ汁
みかん

鉄分量（1人分）3.2mg

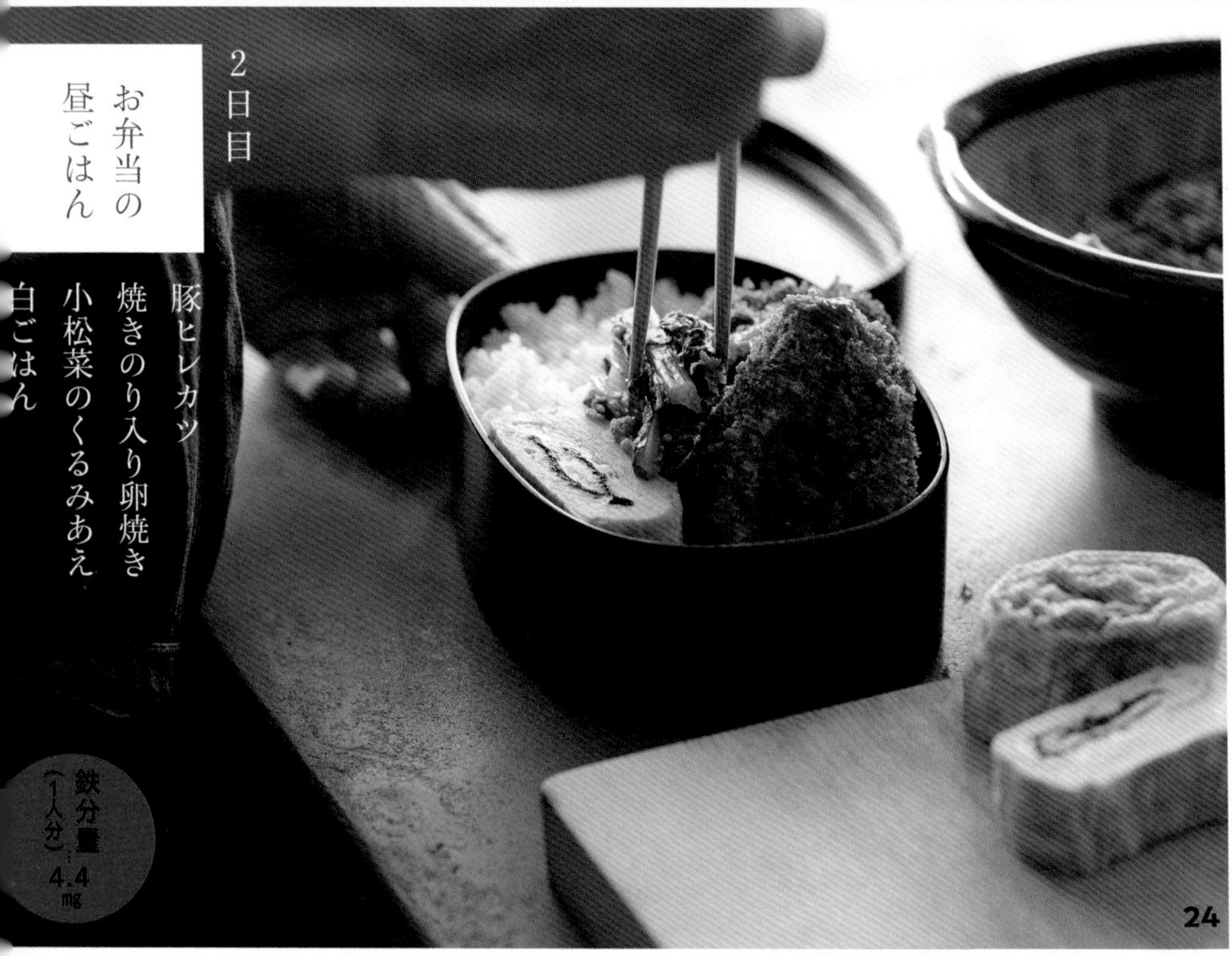

2日目 お弁当の昼ごはん

豚ヒレカツ
焼きのり入り卵焼き
小松菜のくるみあえ
白ごはん

鉄分量（1人分）4.4mg

2日目

魚料理の晩ごはん

ぶりとピーマンの豆豉ソテー
ブロッコリーの白あえ
白ごはん

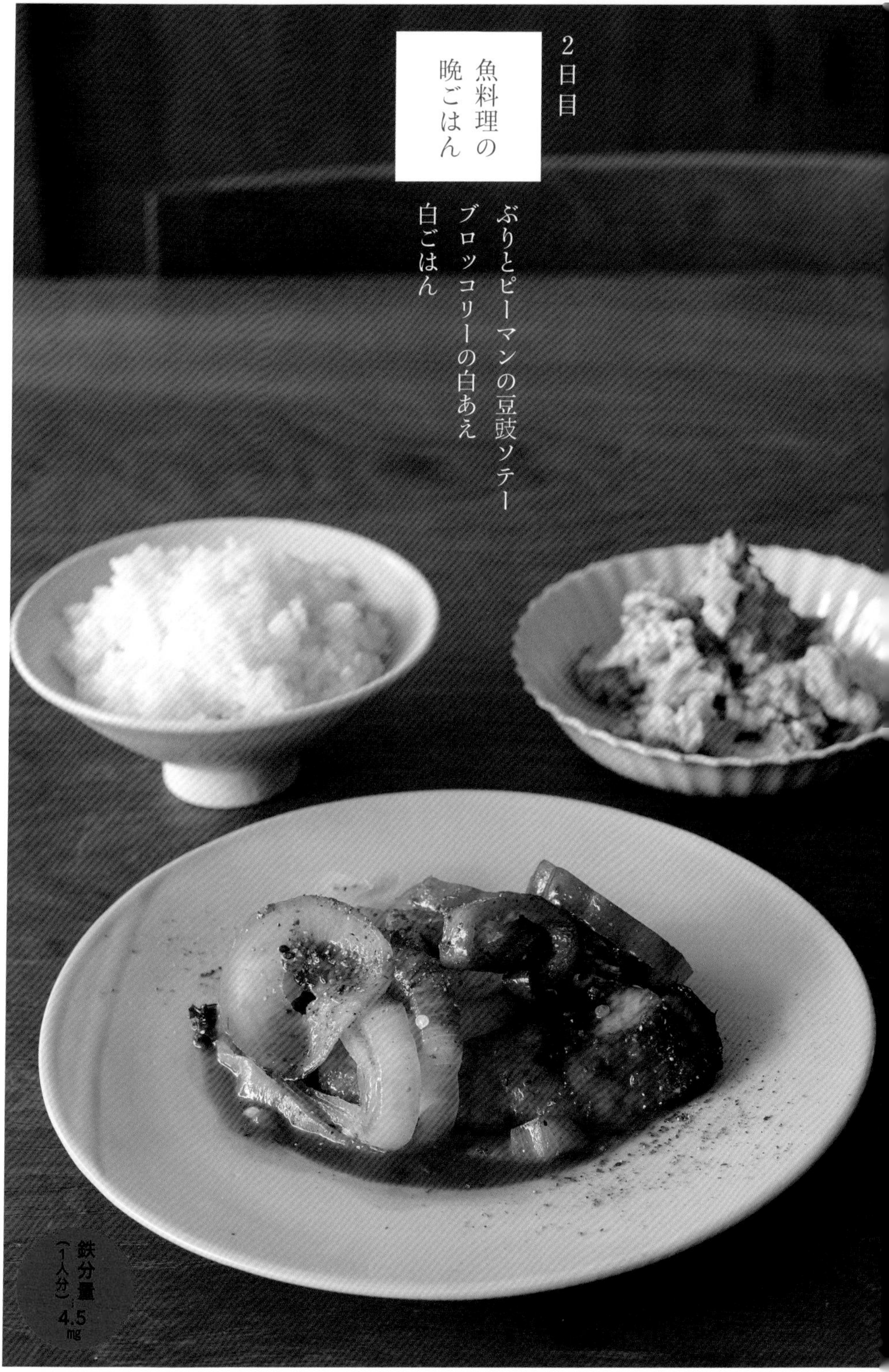

鉄分量（1人分）4.5mg

お弁当の昼ごはん

お弁当は食べごたえのあるヒレカツで。
焼きのりやくるみといった
葉酸素材を副菜でプラスして、
栄養バランスをとります。

豚ヒレカツ

材料（2人分）と作り方

① 豚ヒレ肉120gは2cm厚さに切って表面を包丁で軽くたたき、酒大さじ1をもみ込み、塩少々をふる。
② 薄力粉大さじ1、溶き卵1個分、パン粉大さじ4の順にまぶして、170℃の揚げ油できつね色になるまで揚げる。
③ 弁当箱に詰めるときに、中濃ソース適量をかける。

焼きのり入り卵焼き

材料（2人分）と作り方

① 卵2個を溶き、てんさい糖小さじ1/3、塩小さじ1/4を加えてよく混ぜる。
② 卵焼き器に太白ごま油少々を入れて中火にかけ、①の1/3量を流し入れ、焼きのり（全形を1/8サイズに切る）2枚をのせて巻く。
③ 空いたスペースに残りの卵液を2回に分けて流し入れ、そのつど巻いて卵焼きを作る。弁当箱の大きさに合わせて切り分ける。

おにぎり朝ごはん

時間がない日のおにぎりも、
枝豆を加えると
ボリュームと鉄分がアップ。
鉄素材のあさりも、汁ものや蒸しものに
積極的に活用したいものです。

枝豆のおにぎり

材料（2人分）と作り方

炊いたごはん茶碗2杯分にゆでた枝豆50g（正味）、塩少々を混ぜ、おにぎりにする。

さつまいもとあさりのみそ汁

材料（2人分）

さつまいも	150g
あさり（砂抜きしたもの※）	150g
いりこだし（※）	400mℓ
みそ	大さじ2

※あさりの砂抜きの方法は67ページ、いりこだしのとり方は22ページ参照。

① さつまいもは皮つきのまま7〜8mm厚さの半月切りにする。
② 鍋にいりこだし、①を入れ、中火にかける。煮立ったらあさりを加え、再度ひと煮立ちさせ、アクを取る。
③ ふたをして弱火にし、あさりの口が開くまで約3分煮る。みそを溶き入れ、火を止める。

小松菜のくるみあえ

材料（2人分）と作り方

① 小松菜1/3束は塩少々を加えた湯で約1分ゆでて冷水にとる。水けをしっかりと絞り、4cm長さに切る。

② すり鉢にくるみ5粒を入れて粗めにすり、黒酢、しょうゆ各小さじ1を加えて混ぜ合わせ、①をあえる。

魚料理の晩ごはん

ぶりは血合い（赤黒い部分）に、
他の部分よりも
豊富に鉄分が含まれています。
非ヘム鉄素材の代表、
ブロッコリーと豆腐を合わせ、白あえに。

ぶりとピーマンの豆豉《トウチ》ソテー

材料（2人分）

ぶり（切り身）……2切れ
ピーマン……2個
玉ねぎ……1/2個
にんにく（薄切り）……1片
塩……少々
薄力粉……大さじ1
豆豉……大さじ1と1/2
紹興酒（酒でも可）……大さじ2
しょうゆ……小さじ2
ごま油……小さじ2

① ぶりは塩をふって約10分おき、出てきた水けをペーパータオルで拭き、薄力粉をまぶす。

② ピーマンは7〜8mm厚さの輪切りにし、種を取り除く。玉ねぎは横に1cm幅の輪切りにする。豆豉は粗く刻む。

③ フライパンにごま油、にんにく、豆豉を入れ、中火にかける。香りが立ったら①を入れ、両面に焼き目がつくまで焼く。

④ ピーマン、玉ねぎを加えてさっと炒め、紹興酒を加える。ふたをして弱火で約8分、蒸し焼きにする。

⑤ 中火に戻し、しょうゆを加えてからめ、火を止める。

ブロッコリーの白あえ

材料（2人分）

ブロッコリー……1/2個（200g）
絹ごし豆腐……1/2丁（150g）
白いりごま……大さじ1
A ［白練りごま……大さじ2
しょうゆ……小さじ2
塩……小さじ1/4］

① ブロッコリーは小房に分け、塩少々（分量外）を加えた湯で約1分半ゆで、ざるに上げて粗熱を取る。

② すり鉢に白いりごまを入れて粗めにすり、豆腐、**A**を加え、なめらかになるまで混ぜる。

③ ①を加え、あえる。

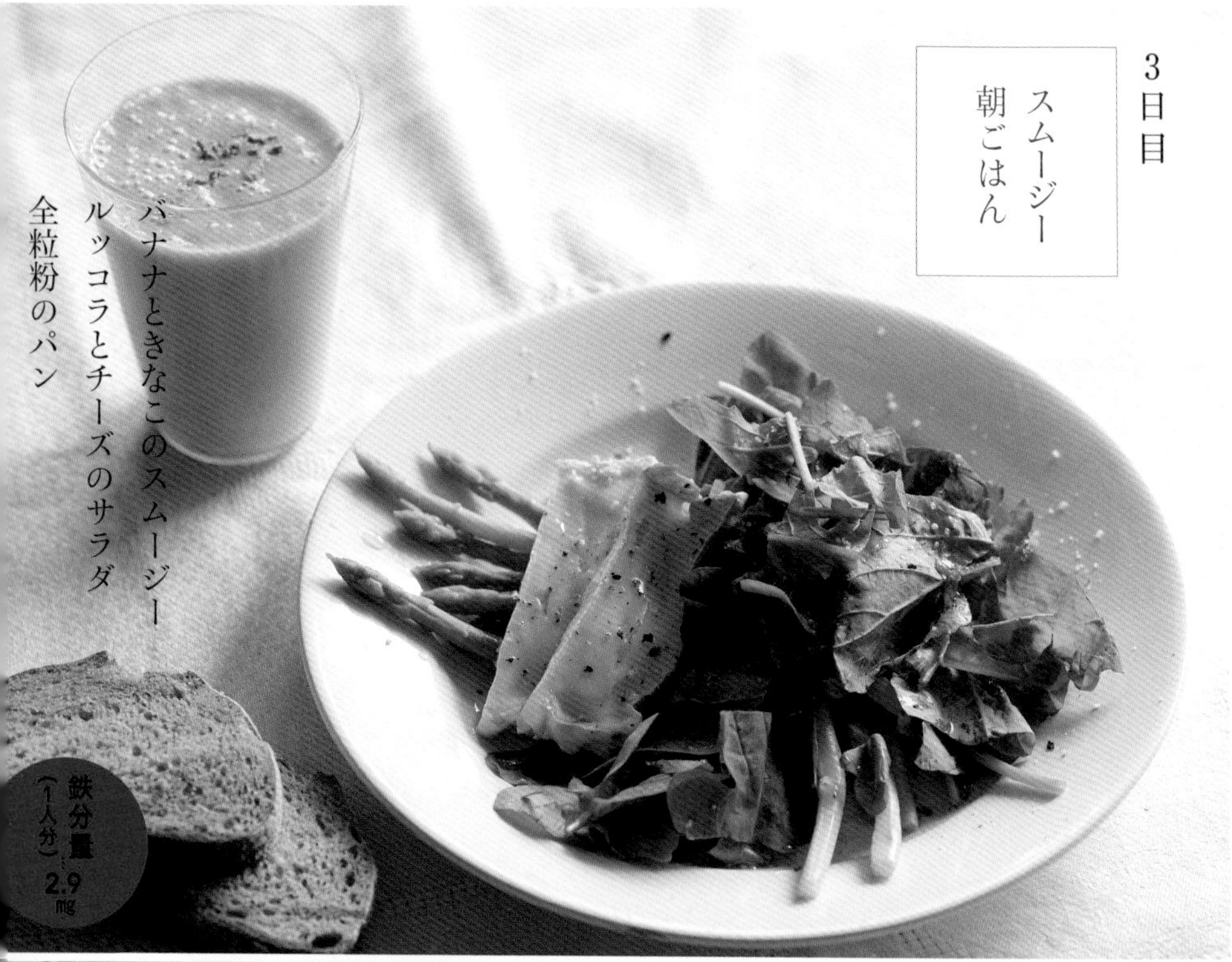

3日目

スムージー朝ごはん

バナナときなこのスムージー
ルッコラとチーズのサラダ
全粒粉のパン

鉄分量（1人分）2.9mg

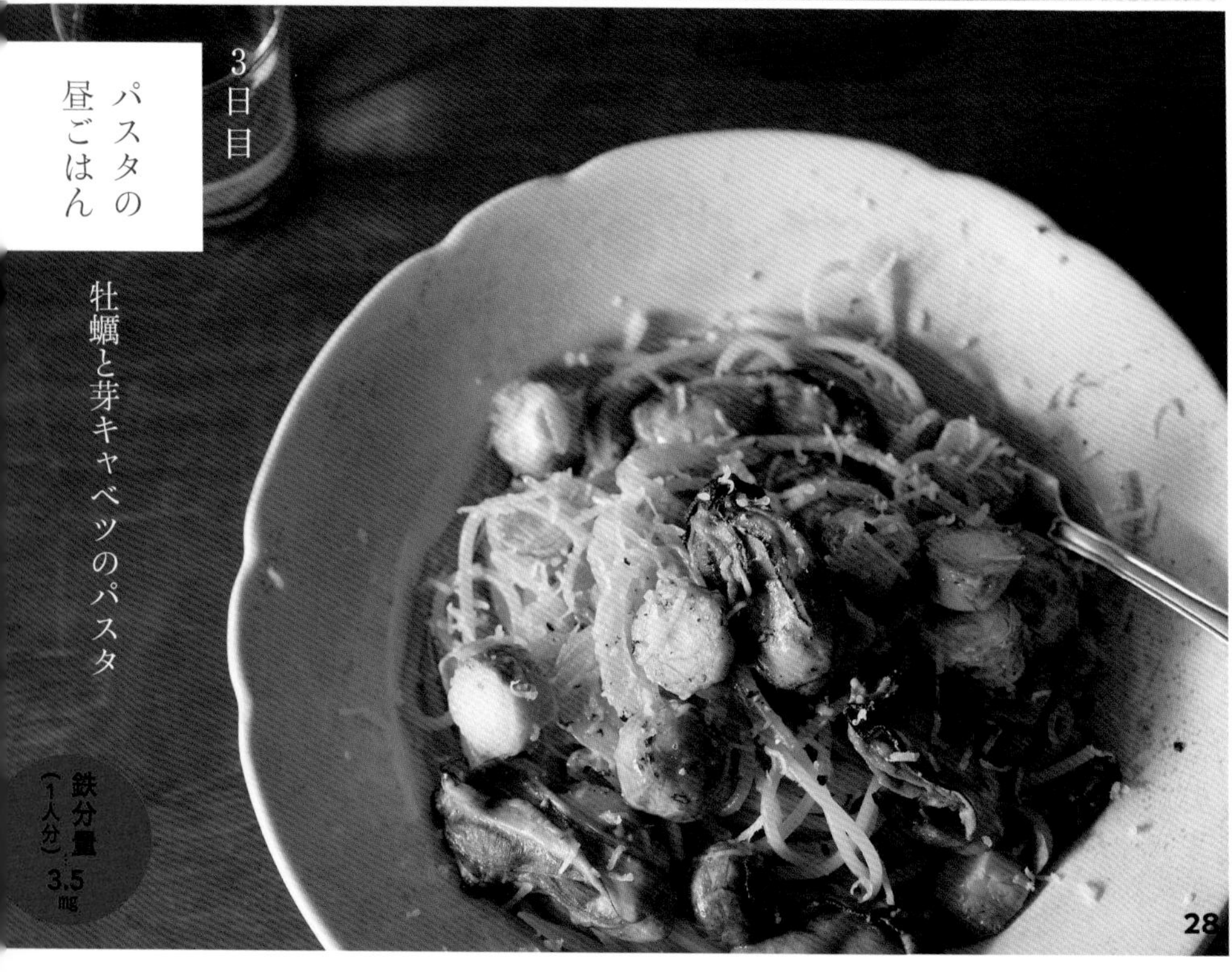

3日目

パスタの昼ごはん

牡蠣と芽キャベツのパスタ

鉄分量（1人分）3.5mg

3日目

レバー料理の晩ごはん

鶏レバーと豆苗の花椒煮
切り干し大根ともずくの酢のもの
豆腐とチンゲンサイのみそ汁
雑穀ごはん

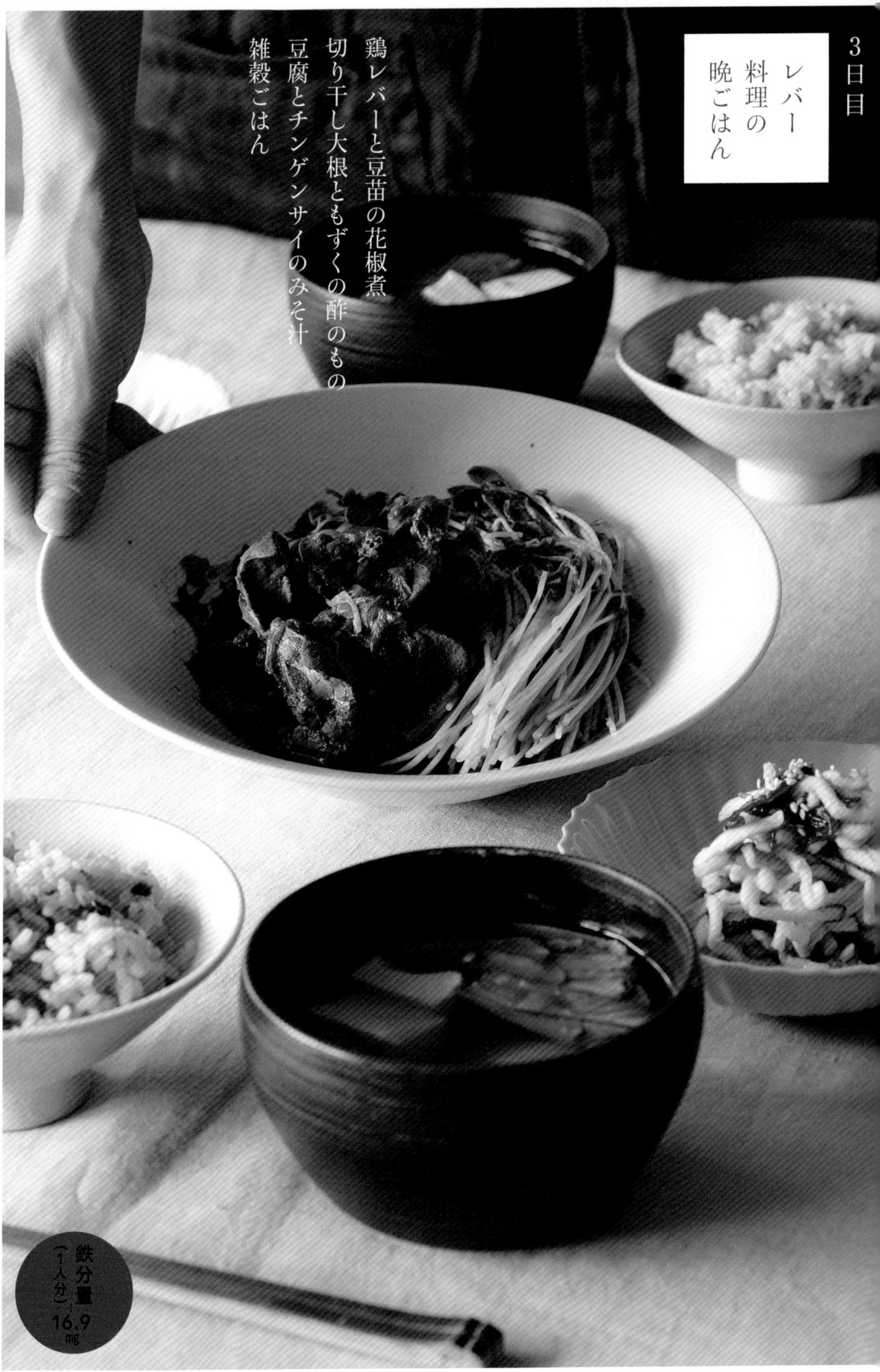

鉄分量（1人分）…16.9mg

パスタの昼ごはん

鉄分も豊富な牡蠣は、貧血ぎみの女性の味方。ビタミンCが豊富な芽キャベツと一緒に食べることで、パワーも倍増。

牡《か》蠣《き》と芽キャベツのパスタ

材料（2人分）

スパゲッティ	160g
牡蠣	12個
芽キャベツ	8個
玉ねぎ	½個
大根おろし	適量
にんにく（薄切り）	1片
オリーブオイル	大さじ2
白ワイン	大さじ3
塩	小さじ⅓
粗びき黒こしょう	少々
パルミジャーノチーズ（粉）	大さじ1

①牡蠣は大根おろしでやさしくもみ洗いし、水を3〜4回替えながら洗い、水けをきる（62ページ参照）。

②芽キャベツは半分に切り、玉ねぎは繊維に沿って薄切りにする。

③2ℓの湯に塩大さじ1（分量外）を入れて沸かし、スパゲッティを袋の表示どおりにゆでる。

④フライパンににんにく、オリーブオイルを入れて中火にかけ、香りが立ったら①を入れて軽く焼き目をつける。

⑤②を加え、玉ねぎが透き通るまで炒め、白ワインを加える。ふたをして弱火で約5分加熱する。

スムージー朝ごはん

鉄分やイソフラボンが豊富な豆乳は、豆のままとくらべ、栄養の吸収がスムーズ。サラダにチーズを加えることで、手軽にたんぱく質が摂取できます。

バナナときなこのスムージー

材料（2人分）

	バナナ	1本
A	きなこ	大さじ1
	豆乳	200mℓ
	氷	3個
	メープルシロップ（好みで）	適量

①ミキサーに皮をむいたバナナ、**A**を入れ、なめらかになるまで攪拌する。

②グラスに注ぎ、メープルシロップをかける。

ルッコラとチーズのサラダ

材料（2人分）

	ルッコラ	8本
	アスパラガス（細）	6本
	カマンベールチーズ	50g
A	赤ワインビネガー	大さじ½
	塩、粗びき黒こしょう	各少々
	オリーブオイル	大さじ1

①ルッコラ、チーズは食べやすく切る。

②アスパラガスは根元の皮をむき、沸騰した湯で約1分ゆでる。

③器に①、②を盛り、合わせた**A**をまわしかける。

④ オイスターソースを加え、ふたをして弱めの中火にする。ときどき混ぜながら、汁けが少なくなるまで約15分煮る。根を切った豆苗、**C**を加え、さっと煮る。

切り干し大根ともずくの酢のもの

材料（2人分）

切り干し大根（乾燥）		20g
もずく		20g
A	すだち果汁	1個分
	しょうゆ	小さじ2
白いりごま		小さじ2

① 切り干し大根は流水で軽くもみ洗いし、かぶるくらいの水に約5分つけてもどし、食べやすい長さに切る。もずくは水洗いし、水けをしっかりきる。

② ①に**A**を加え、あえる。器に盛り、白ごまをふる。

豆腐とチンゲンサイのみそ汁

材料（2人分）

絹ごし豆腐	½丁（150g）
チンゲンサイ	1株
いりこだし（※）	400mℓ
みそ	大さじ2

※いりこだしのとり方は22ページ参照。

① 豆腐は2cm角に切る。チンゲンサイは4〜5等分にする。

② 鍋にいりこだしを入れ、中火にかける。煮立ったら①を加え、ひと煮立ちさせてアクを取る。弱火にしてみそを溶き入れ、火を止める。

⑥ 中火に戻し、③のゆで汁をお玉1杯分加えてなじませ、湯をきった③を加えて炒め合わせる。塩、こしょうを加え、味を調える。器に盛り、チーズを散らす。

レバー料理の晩ごはん

鉄分素材代表のレバーは、花椒や黒酢などの調味料をきかせると食べやすくなります。

鶏レバーと豆苗の花椒《ホアジャオ》煮

材料（2人分）

鶏レバー		300g
豆苗		1袋
長ねぎ		½本
牛乳		150mℓ
A	しょうが（せん切り）	1片
	花椒	大さじ1と½
	ごま油	大さじ1
B	紹興酒	80mℓ
	黒酢	大さじ1
	水	120mℓ
オイスターソース		大さじ1
C	しょうゆ	大さじ1
	塩	小さじ⅕

① レバーは牛乳に約10分ひたして血などの汚れを取り（96ページ参照）、水で洗い、水けをきる。長ねぎは斜め薄切りにする。

② 鍋に**A**を入れて中火にかけ、香りが立ったらレバーを入れ、表面の色が変わるまで炒める。

③ 長ねぎを加えてさっと炒め、**B**を加えてひと煮立ちさせ、アクを取る。

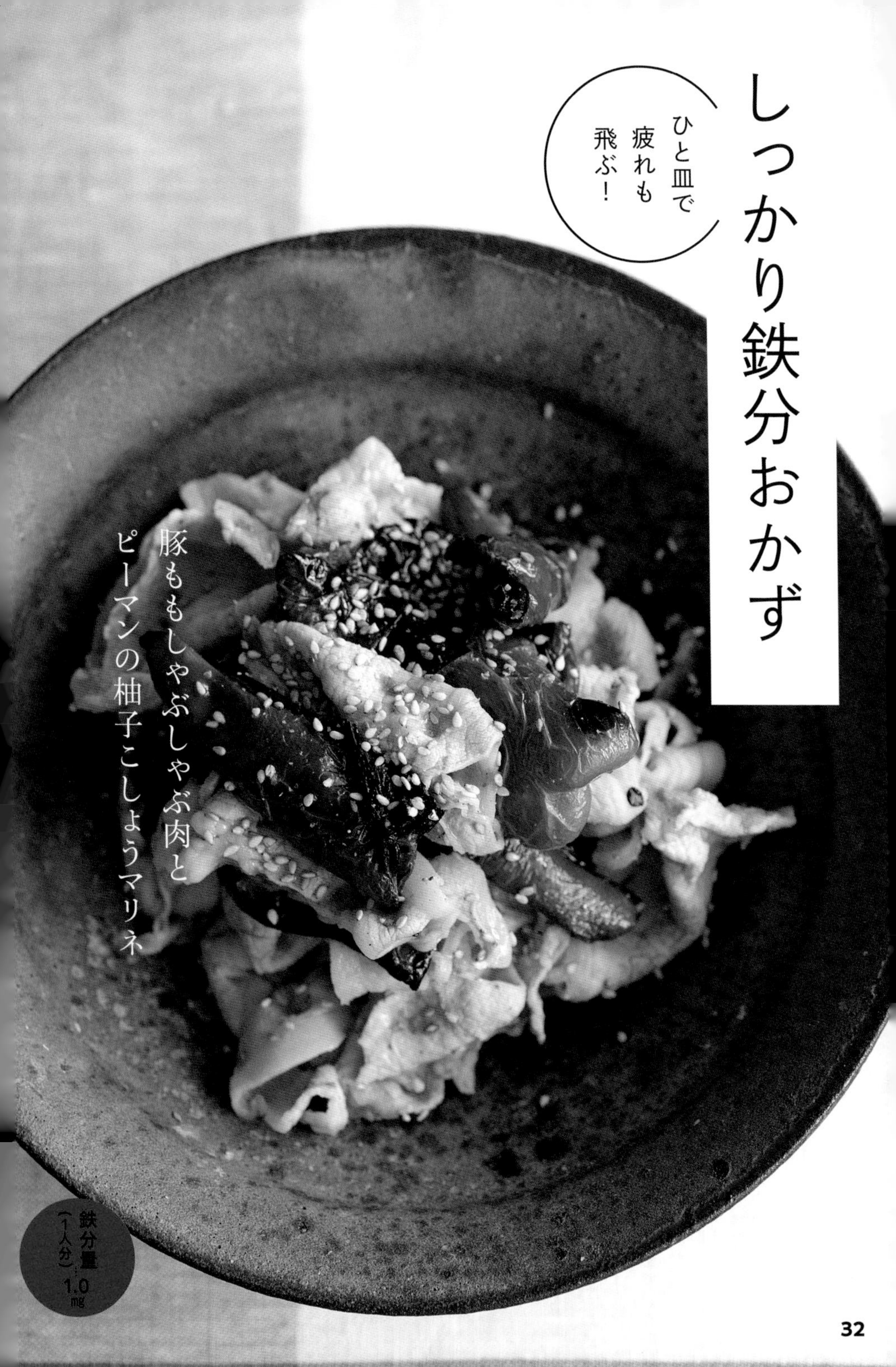

しっかり鉄分おかず

ひと皿で疲れも飛ぶ！

豚ももしゃぶしゃぶ肉とピーマンの柚子こしょうマリネ

鉄分量（1人分）：1.0mg

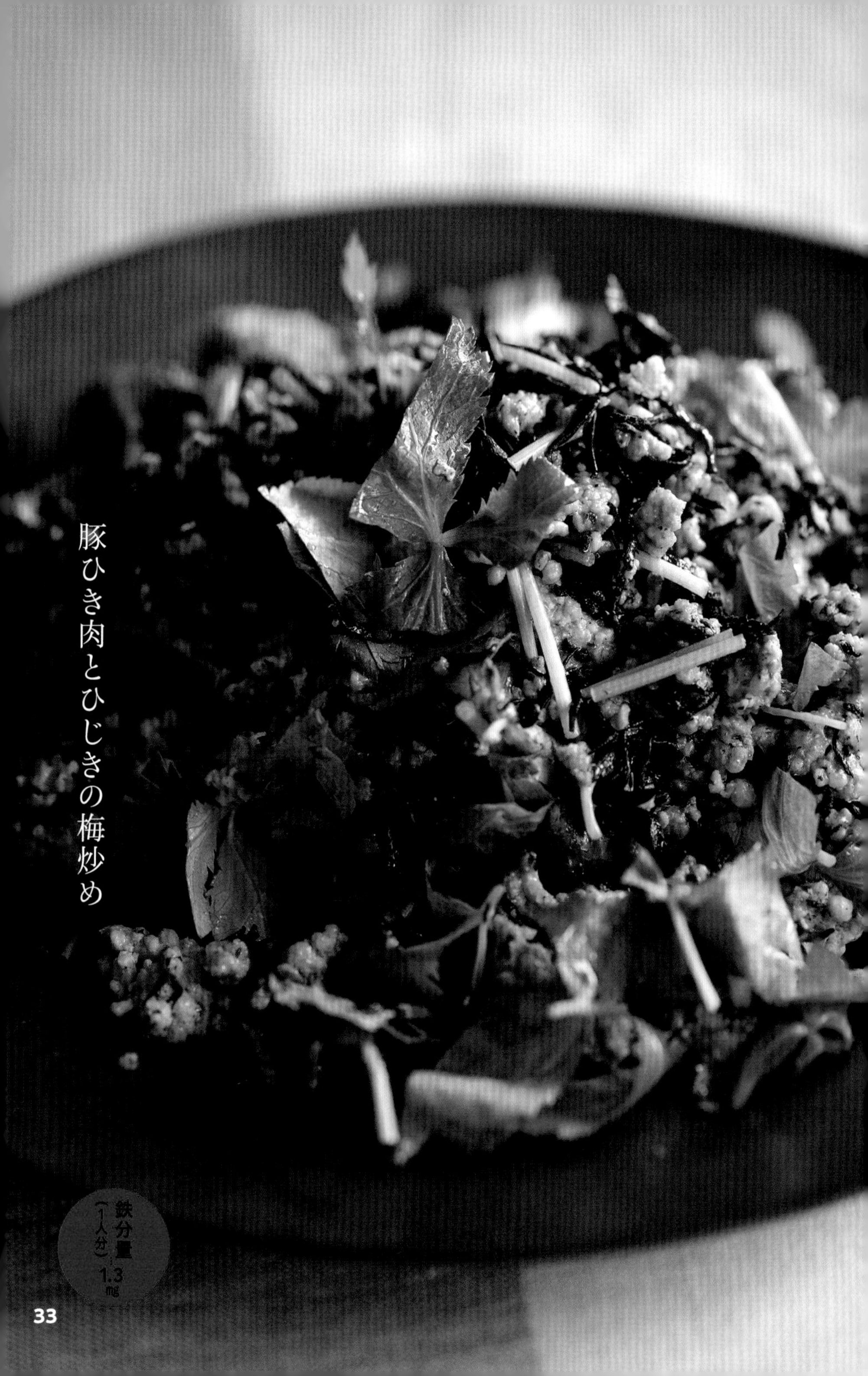

豚ひき肉とひじきの梅炒め

鉄分量（1人分）1.3mg

豚ももしゃぶしゃぶ肉とピーマンの柚子こしょうマリネ

ヘム鉄が多い豚肉に、ビタミンCをたっぷり含んだピーマンを組み合わせました。
黒酢と柚子こしょうのアクセントで、ついつい箸が進む一品です。

材料（2人分）

	豚ももしゃぶしゃぶ用肉	150g
	ピーマン	4個
	酒	大さじ1
A	柚子こしょう	小さじ1
A	黒酢	大さじ2
A	しょうゆ	大さじ1
A	ごま油	大さじ1
	白いりごま	小さじ1

① ボウルに**A**を入れ、よく混ぜる。

② ピーマンは縦半分に切ってへたと種を取り、魚焼きグリルかトースターで焼き目がつくまで6〜7分焼き、①に加える。

③ 沸騰した湯に酒を入れ、豚肉を1枚ずつ入れてゆでる。ペーパータオルで水けを押さえ、②に加えてあえる。器に盛り、白ごまをふる。

＼調理のコツ／

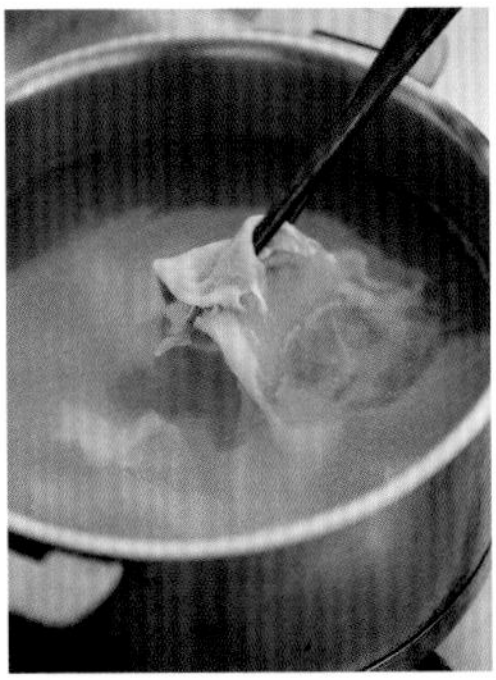

お湯に通すことで、アクが抜けてすっきりした味わいに。ただし長くゆですぎると固くなるので、さっと加熱するのがポイント。

豚ひき肉とひじきの梅炒め

豚ひき肉は、少しかたまりを残すように炒めると、食べやすく食感もよくなります。
脇役になりがちな三つ葉も、実は優秀な鉄分素材。
主役級にたっぷり加えて。

材料（2人分）

	豚ひき肉	150g
	ひじき（乾燥）	5g
	三つ葉	2束
	ごま油	小さじ2
A	梅干し	2個
	酒	大さじ1
	みりん	大さじ1
	しょうゆ	大さじ1

① ひじきはかぶるくらいの水に約10分つけてもどし、水けをきる。

② フライパンにごま油を入れて中火にかけ、①、ひき肉を入れ、肉の色が変わるまで炒める。

③ Aを加え、梅干しを木べらでくずしながら汁けがなくなるまで炒める。しょうゆを加え、さっと炒め合わせ、火を止める。

④ ざく切りにした三つ葉を加え、さっと混ぜる。

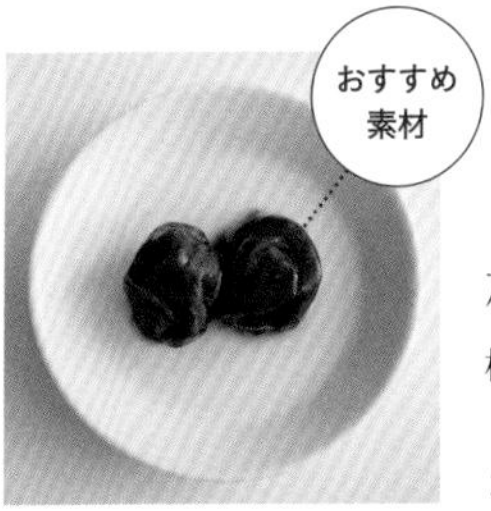

梅干し

梅干しに含まれるクエン酸は、ビタミンCと同じく鉄分の吸収を促進します。レモンがないときは、梅干しや酢を活用して。

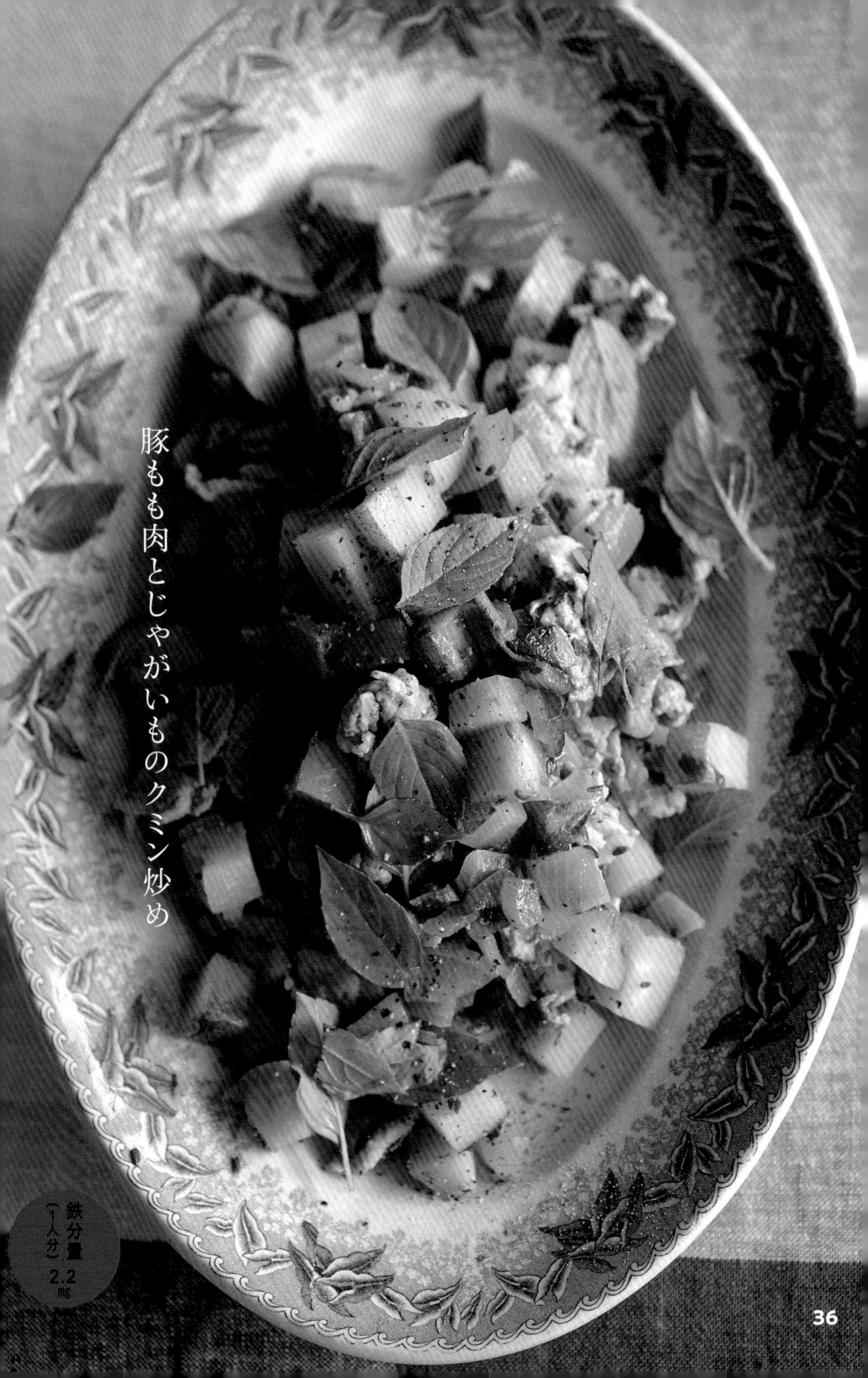

豚もも肉とじゃがいものクミン炒め

鉄分量（1人分）2.2mg

豚もも肉と春菊の春巻き

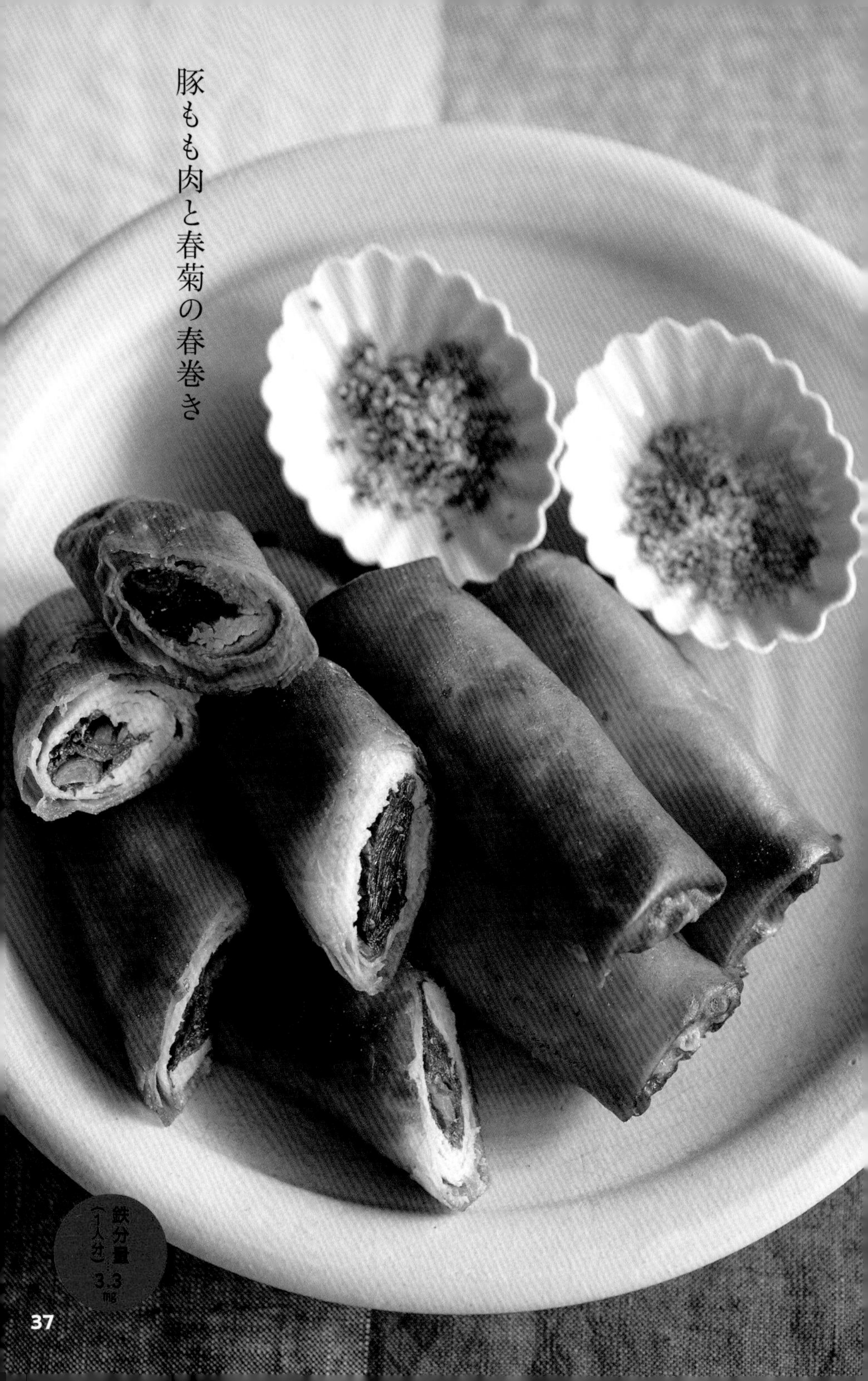

鉄分量（1人分）3.3mg

豚もも肉とじゃがいもの
クミン炒め

脂分の少ないもも肉を使った、香りのよい炒めもの。
鉄分素材は地味な食材が多いので、スパイスを効果的に使うと脱マンネリに。

材料（2人分）

豚もも薄切り肉……150g
じゃがいも……2個
紫玉ねぎ……½個
A［にんにく（つぶす）……1片
　クミンシード……大さじ1
　オリーブオイル……大さじ1
白ワイン……50mℓ
塩……小さじ½
粗びき黒こしょう……少々
バジル（あれば）……適量

① 豚肉は2cm四方に、じゃがいも（皮つきのまま）、紫玉ねぎは2cm角に切る。

② フライパンに**A**を入れて中火にかけ、香りが立ったら豚肉とじゃがいもを加えて炒める。肉の色が変わったら白ワインを加え、ふたをして弱火で約5分蒸し炒めにする。

③ 中火に戻し、紫玉ねぎを加えてさっと炒め、塩、こしょうを加える。器に盛り、バジルの葉を散らす。

豚もも肉と春菊の春巻き

春菊が多いと感じるかもしれませんが、揚げるとコンパクトになるので大丈夫。
香りのいい花椒塩と山椒塩を添えて、めしあがれ。

材料（10本分）

豚もも薄切り肉		20枚（300g）
春菊		1束
しょうが（せん切り）		2片
春巻きの皮		10枚
揚げ油		適量
A	薄力粉	大さじ2
	水	大さじ2
B	花椒	小さじ2
	塩	小さじ1
C	粉山椒	小さじ1
	塩	小さじ1

① 春菊は5等分の長さに切り、10等分に分け、しょうがも10等分に分ける。

② 豚肉2枚を広げ、春菊としょうがをのせて巻く。

③ 春巻きの皮に②をのせて巻き、巻き終わりを合わせた**A**で留める。

④ 170℃に熱した揚げ油に③を入れ、きつね色になるまで揚げる。**B**をすり鉢に入れてすり、合わせた**C**とともに、春巻きに添える。

豚レバーのから揚げ

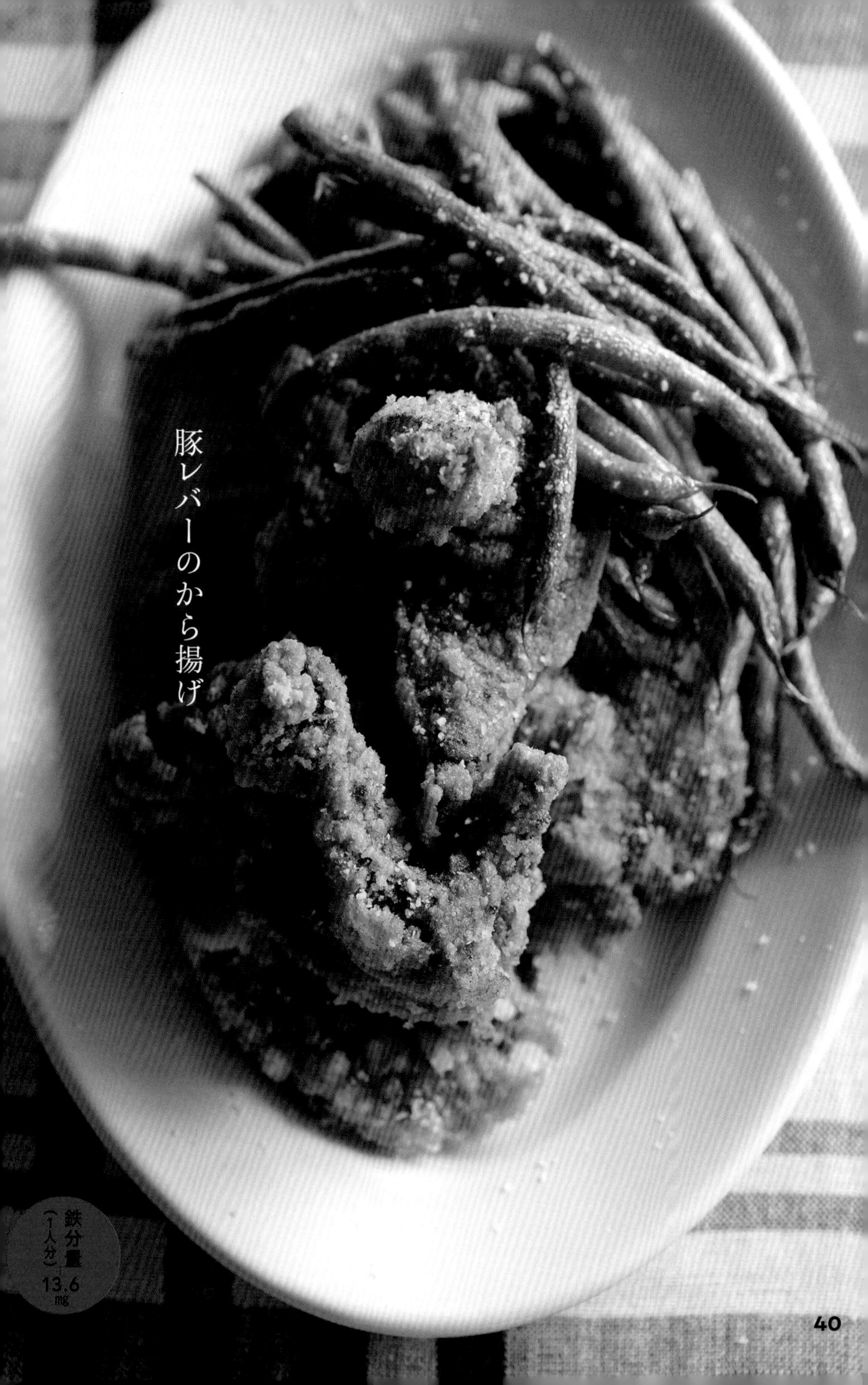

鉄分量（1人分）13.6mg

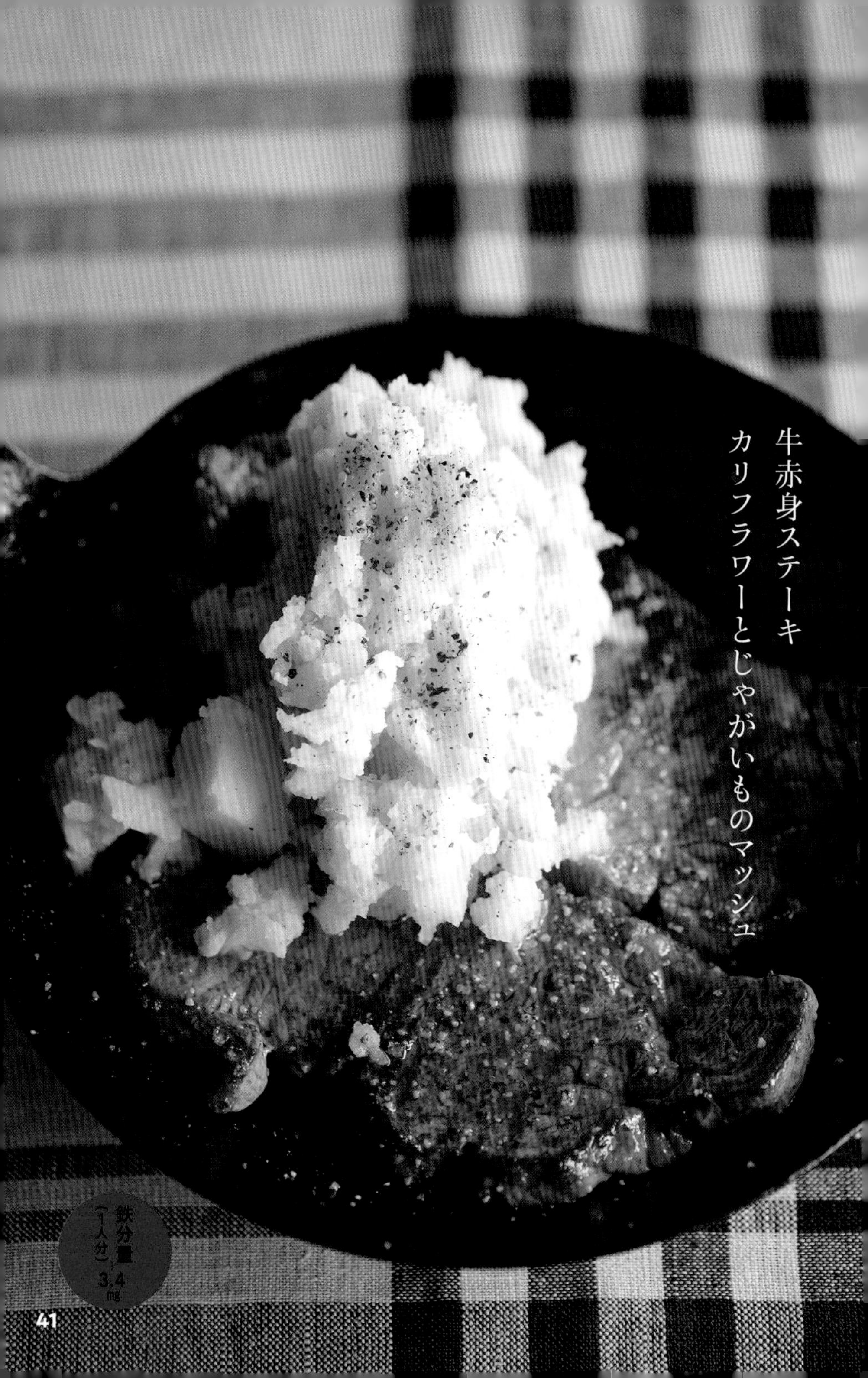

牛赤身ステーキ
カリフラワーとじゃがいものマッシュ

鉄分量（1人分）3.4mg

豚レバーのから揚げ

レバー嫌いの人も「これなら食べられる！」と人気のから揚げ。
サクッとした揚げ衣で食感にメリハリがつき、おいしく食べ進められます。

材料（2人分）

豚レバー		200g
さやいんげん		20本
牛乳		100mℓ
A	にんにく（すりおろす）	1片
	赤ワイン	50mℓ
	ウスターソース	50mℓ
	しょうゆ	大さじ1
片栗粉		大さじ4
揚げ油		適量
塩		少々

① 豚レバーは食べやすく切って牛乳に30〜40分ひたし、筋などを取って流水で洗い（96ページ参照）、水けをきる。

② ①に**A**を加えてよくもみ込み、最低30分は漬ける。

③ いんげんはヘタを落とし、170℃に熱した揚げ油に入れ、約1分揚げて取り出す。

④ ②の汁けを軽くきって1枚ずつ片栗粉をまぶし、170℃の揚げ油できつね色になるまで3〜4分揚げる。

⑤ 器に③、④を盛り、塩をふる。

牛赤身ステーキ カリフラワーと じゃがいものマッシュ

ステーキは霜降りよりも、赤身を選ぶ習慣をつけていきましょう。
ビタミンC素材のカリフラワーとじゃがいものマッシュを添えて。

材料（2人分）

牛赤身ステーキ肉		250g
カリフラワー		1/4個（100g）
じゃがいも		2個
にんにく（つぶす）		1片
A	白ワイン	50mℓ
	水	120mℓ
	オリーブオイル	小さじ2
塩		小さじ1/2
粗びき黒こしょう		適量

＼調理のコツ／

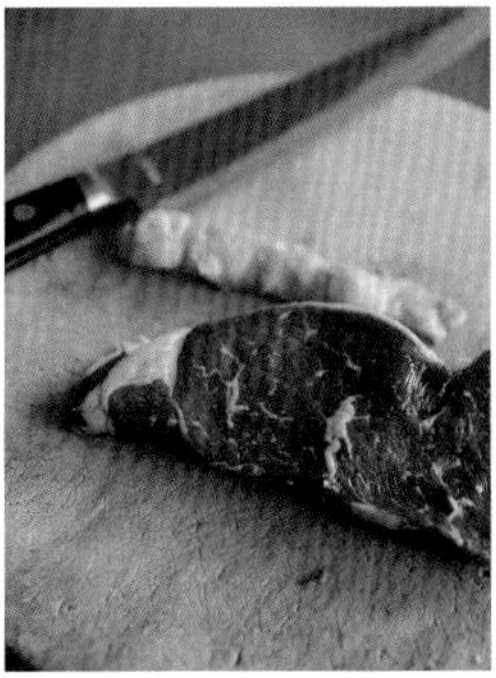

牛肉は調理する1時間くらい前に冷蔵庫から出し、しっかり常温にもどしてから焼くと、肉が固くなりません。お好みで、脂身部分を包丁でカットして。

① 牛肉は常温にもどす。

② カリフラワーは1cm角に切る。じゃがいもは皮をむき、1cm角に切る。

③ 鍋に②、Aを入れて中火にかける。煮立ったら弱火にし、ふたをして約10分煮る。水けを飛ばしながら木べらなどでつぶし、塩を加える。

④ フライパンにオリーブオイル少々（分量外）、にんにくを入れて中火にかけ、香りが立ったら①を入れて焼き目をつける。裏返して弱めの中火にして約4分焼き、塩少々（分量外）、こしょう少々をふる。

⑤ 器に盛り、③を添え、こしょう少々をふる。

牛赤身ひき肉と牛レバー、ひよこ豆のドライカレー

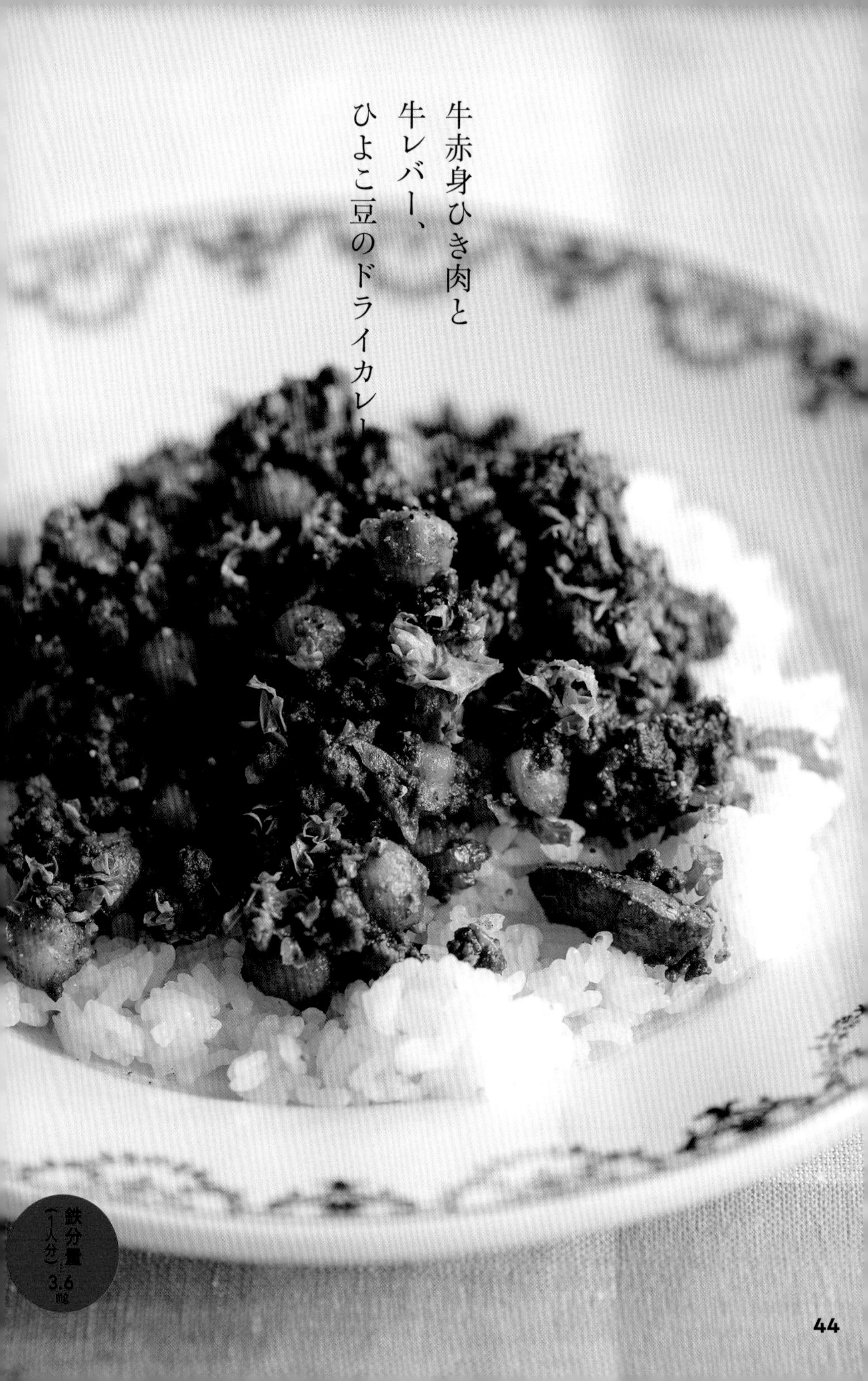

鉄分量（1人分）3.6㎎

牛赤身しゃぶしゃぶ肉とキャベツの香味野菜あえ

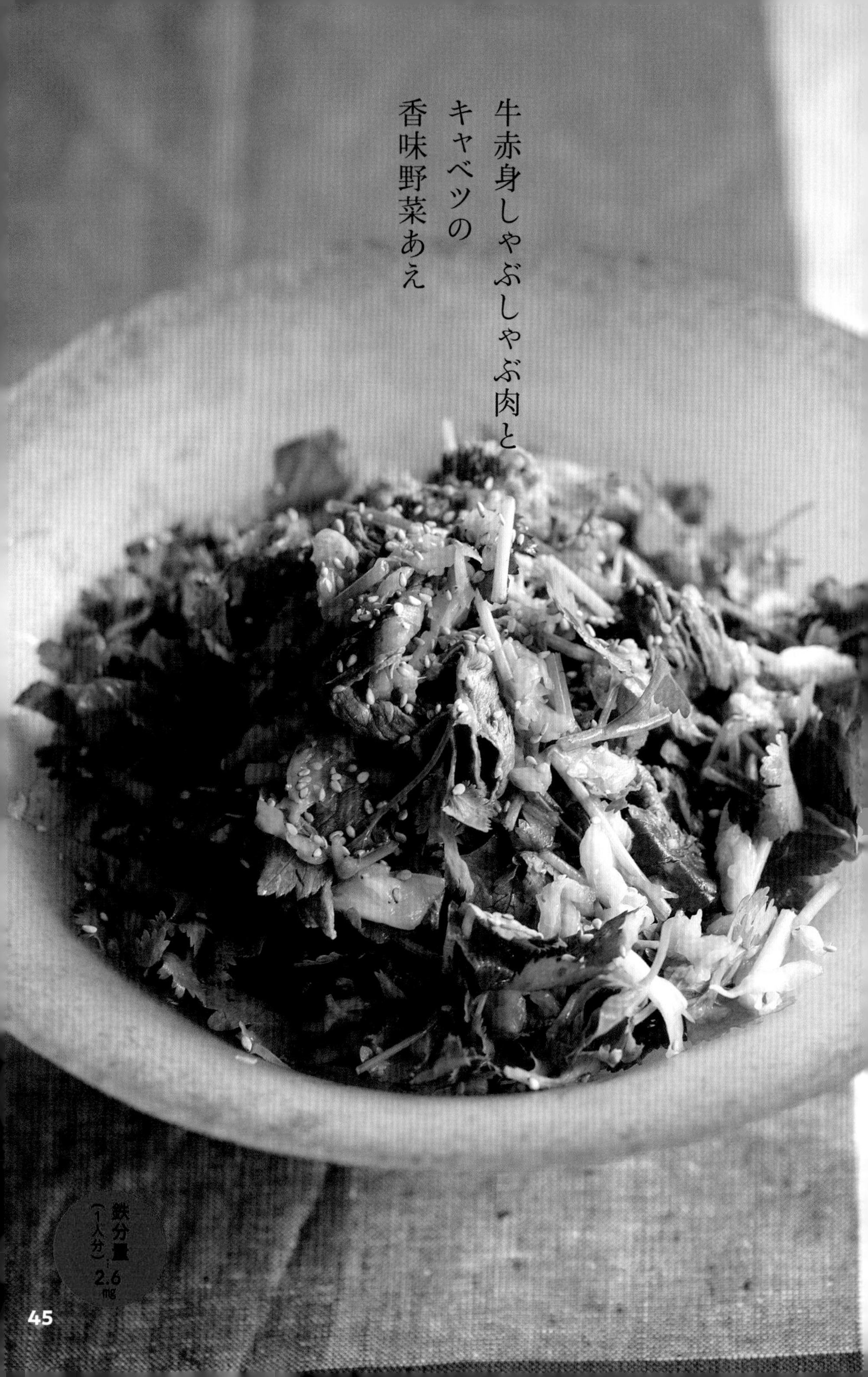

鉄分量（1人分）：2.6mg

牛赤身ひき肉と
牛レバー、ひよこ豆の
ドライカレー

ひき肉とレバーを混ぜると味がまろやかになり、レバーのくさみも感じません。ひよこ豆やパセリも入った「ザ・鉄分カレー」。多めに作って冷凍保存もおすすめ。

材料（2人分）

- 牛赤身ひき肉 …… 120g
- 牛レバー …… 80g
- 玉ねぎ …… ½個
- セロリ …… 15㎝
- ひよこ豆（水煮） …… 50g
- 牛乳 …… 50㎖

- 炊いたごはん …… 適量
- パセリ …… 適量

A
- にんにく（みじん切り） …… 1片
- しょうが（みじん切り） …… 1片
- カレー粉 …… 大さじ1と½
- オリーブオイル …… 大さじ1

B
- ローリエ …… 1枚
- 赤ワイン …… 50㎖
- ウスターソース …… 50㎖

C
- しょうゆ …… 大さじ1
- 塩 …… 小さじ⅓
- 粗びき黒こしょう …… 少々

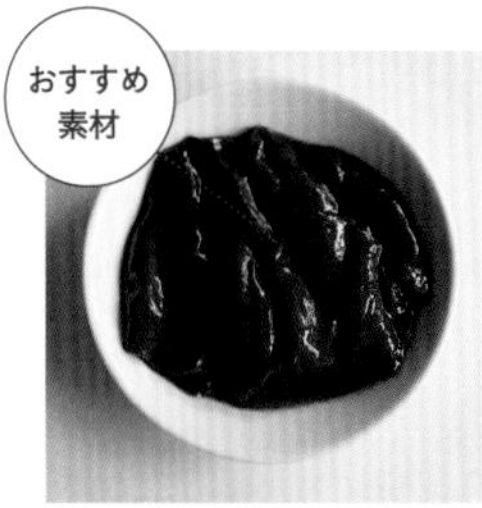

牛レバー

豚レバーや鶏レバーと同様、鉄分を豊富に含む牛レバー。レバーの中でも比較的食べやすいといわれています。ビタミンB_{12}も豊富なので、造血効果も抜群。

① 牛レバーは牛乳に30〜40分ひたし、筋などを取って流水で洗い（96ページ参照）、粗みじん切りにする。玉ねぎ、セロリはみじん切りにする。

② フライパンに**A**を入れて中火にかける。香りが立ったら①、ひき肉を入れ、肉の色が変わるまで炒める。

③ ひよこ豆、**B**を加えてひと煮立ちさせ、アクを取る。ふたをして弱火にし、ときどき混ぜながら約8分炒め煮にする。

④ **C**を加え、味を調える。

⑤ 器にごはんを盛り、④をかけ、みじん切りにしたパセリを散らす。

牛赤身しゃぶしゃぶ肉と
キャベツの
香味野菜あえ

香りのいい香味野菜をたっぷり加えた、牛肉のパワーサラダ。
シャキシャキとした歯ごたえのキャベツが入ると、食べ進めるのも楽しい。

材料（2人分）

牛ももしゃぶしゃぶ用肉		150g
キャベツ		100g
三つ葉		3束
香菜《シャンツァイ》		6本
塩		小さじ1/4
酒		大さじ1
A	しょうが（せん切り）	1片
	黒酢	大さじ2
	ナンプラー	大さじ1/2
	ごま油	大さじ1
白いりごま		小さじ2

① キャベツはせん切りにし、塩をふってしんなりするまでもみ、出てきた水けをぎゅっと絞る。三つ葉、香菜はざく切りにする。

② 沸騰した湯に酒を加え、牛肉を入れてさっと火を通し、ペーパータオルで水けを押さえる。

③ ボウルに②、A、キャベツを入れてあえ、全体になじんだら三つ葉、香菜、白ごまを加え、さっと混ぜる。

砂肝と枝豆のアンチョビ炒め

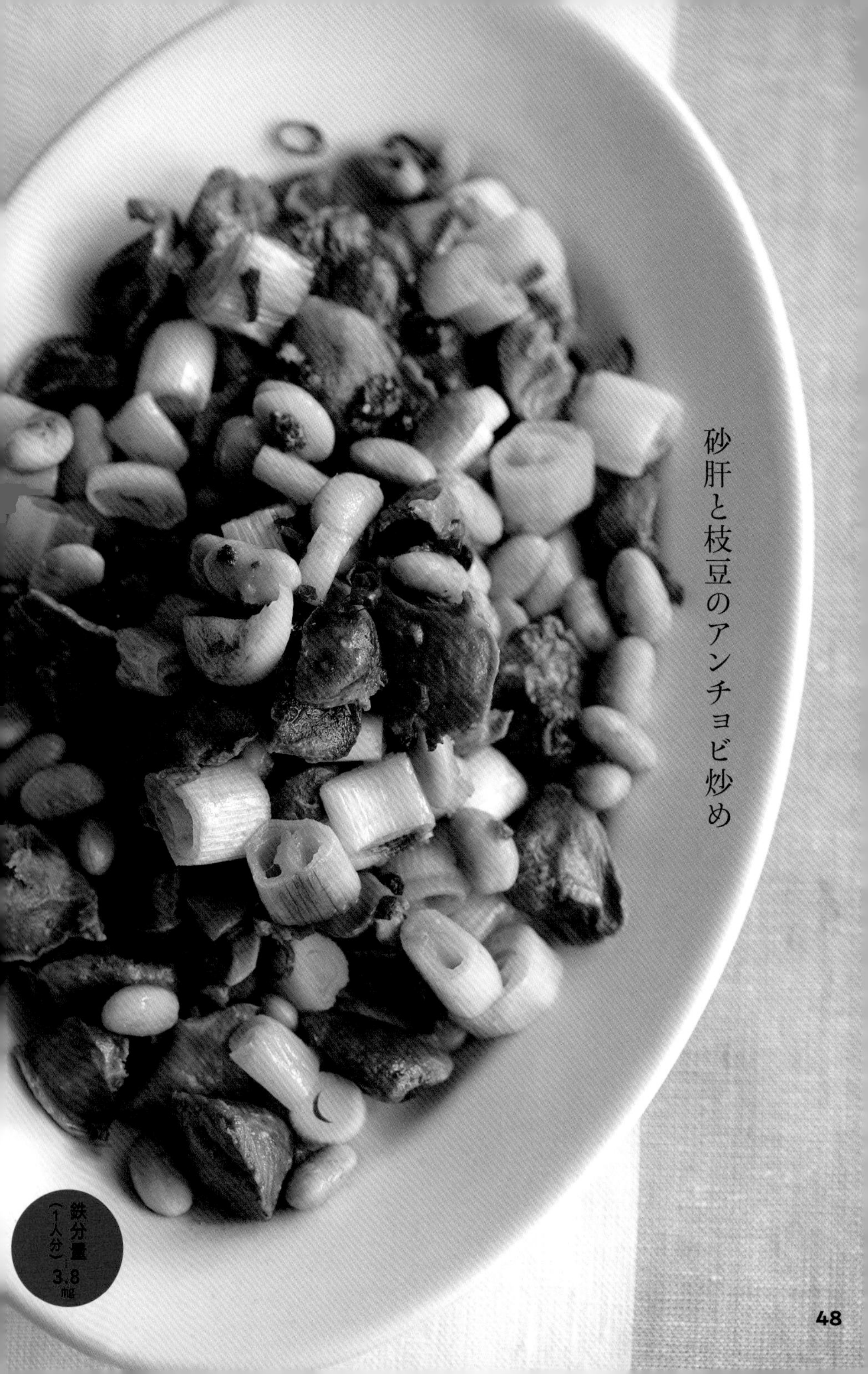

鉄分量（1人分）3.8㎎

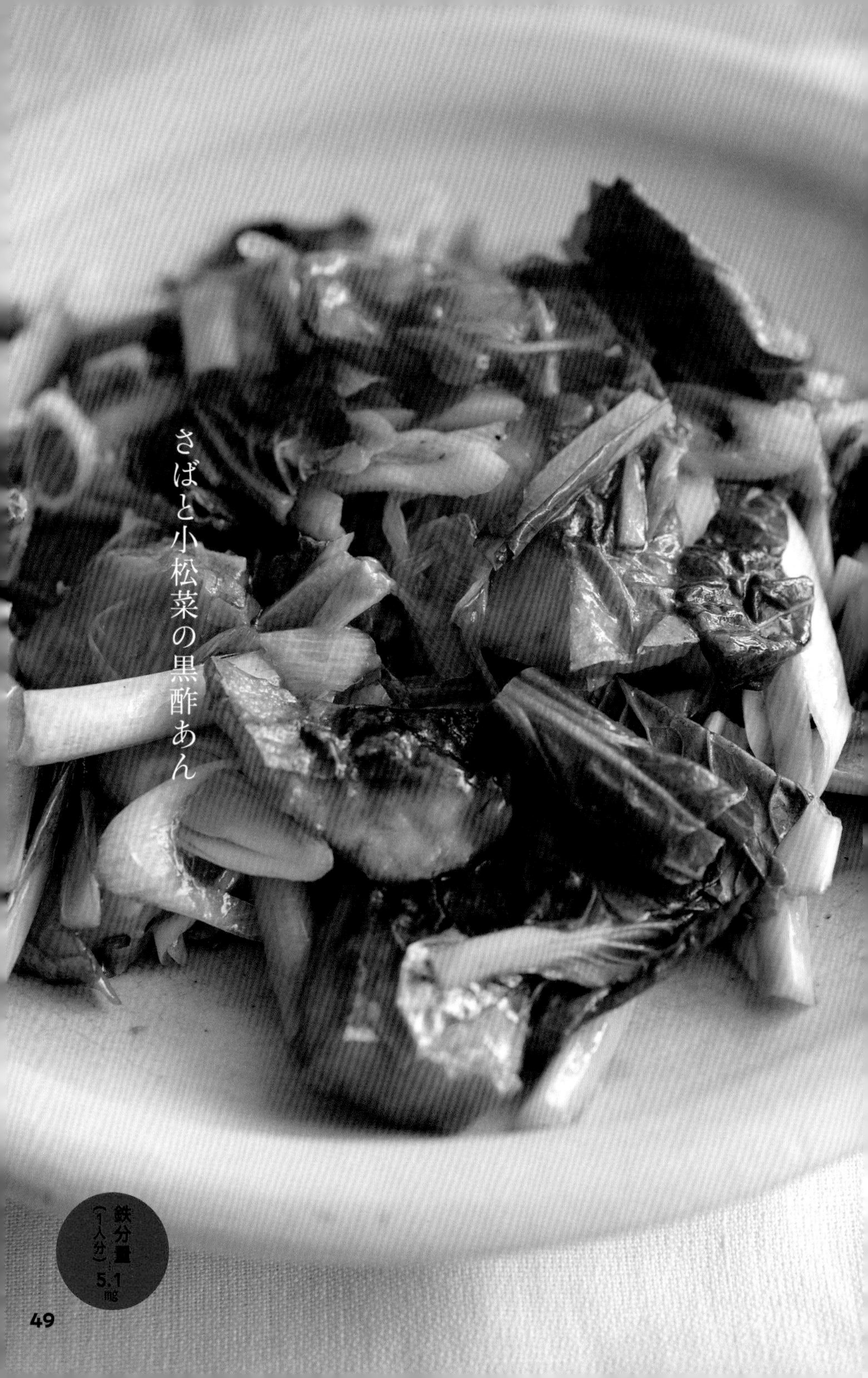

さばと小松菜の黒酢あん

鉄分量（1人分）5.1mg

砂肝と枝豆のアンチョビ炒め

コリコリとした食感が人気の砂肝は、唐辛子やこしょうをきかせるとより洗練された味わいに。アンチョビのうまみで、ごはんやお酒が進みます。

材料（2人分）

砂肝 …… 200g
枝豆（ゆでたもの、正味） …… 80g
長ねぎ …… 1/2本
A にんにく（つぶす） …… 1片
　アンチョビ（フィレ） …… 5枚
　オリーブオイル …… 大さじ1
赤唐辛子（種を取り、小口切り） …… 1/2本
白ワイン …… 大さじ3
塩 …… 少々
粗びき黒こしょう …… 少々

＼調理のコツ／
砂肝は半分に切り、青白い筋の部分が固いので、包丁を斜めに入れてそぎ落とすとよい。

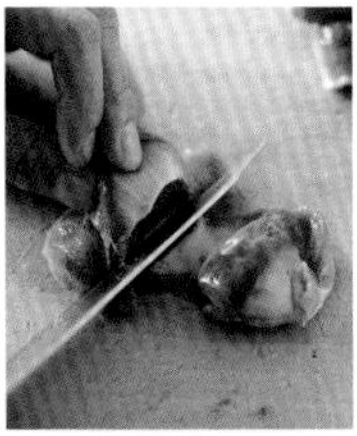

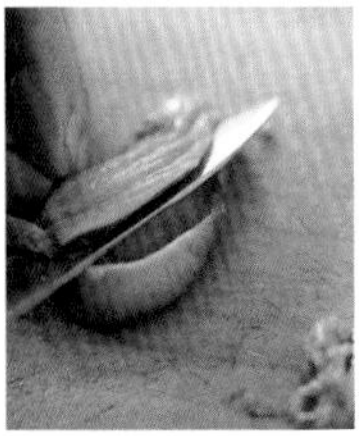

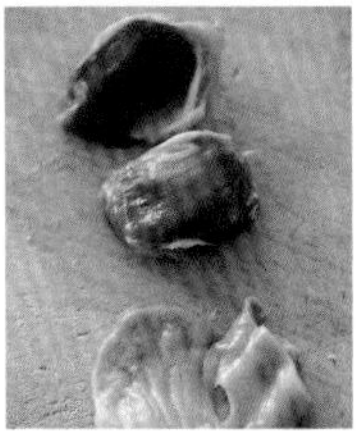

① 砂肝は筋を取り除き、沸騰した湯に入れて約25分ゆでてざるに上げる（または、圧力鍋で10分加熱する）。長ねぎは1cm幅の輪切りに、アンチョビはみじん切りにする。
② フライパンにAを入れて中火にかける。香りが立ったら、砂肝、長ねぎ、枝豆、赤唐辛子を入れ、さっと炒める。
③ 白ワインを加え、ひと煮立ちさせる。塩、こしょうで味を調える。

おすすめ素材

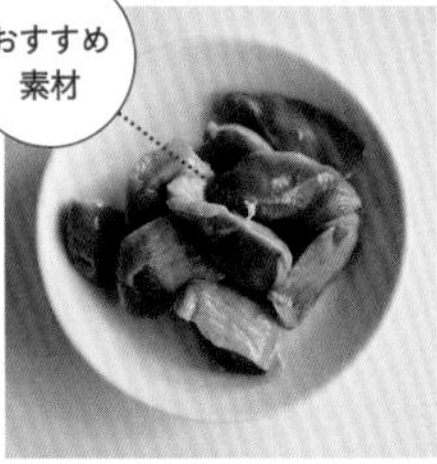

砂肝
焼きとり用の素材としておなじみの砂肝は、鉄分はもちろん、亜鉛、ビタミンB12、ビタミンKなどが豊富に含まれた優秀食材。カロリーも低いので、お酒のおつまみにもうれしい。

さばと小松菜の
黒酢あん

生ではなく塩さばを使うと、くさみが少なく、安定した味わいに仕上がります。
クエン酸が豊富な黒酢を加えて、鉄分吸収をさらにアップさせましょう。

材料（2人分）

塩さば（三枚おろし）	2枚
小松菜	1/2束
長ねぎ	1/2本
しょうが（せん切り）	1片
片栗粉	大さじ2
ごま油	大さじ1
A 紹興酒	大さじ2
黒酢	大さじ2
しょうゆ	大さじ1
塩	小さじ1/4

① 塩さばは3cm幅に切り、片栗粉をまぶす。小松菜は5等分の長さに切る。長ねぎは斜め薄切りにする。

② フライパンにごま油、しょうがを入れて中火にかけ、香りが立ったらさばを入れ、両面に焼き目をつける。

③ 長ねぎを加えてさっと炒め、**A**を加えてひと煮立ちさせる。ふたをして弱火にし、約3分蒸し炒めにする。

④ 中火に戻し、小松菜を加えてさっと炒め合わせ、ごま油少々（分量外）をまわしかける。

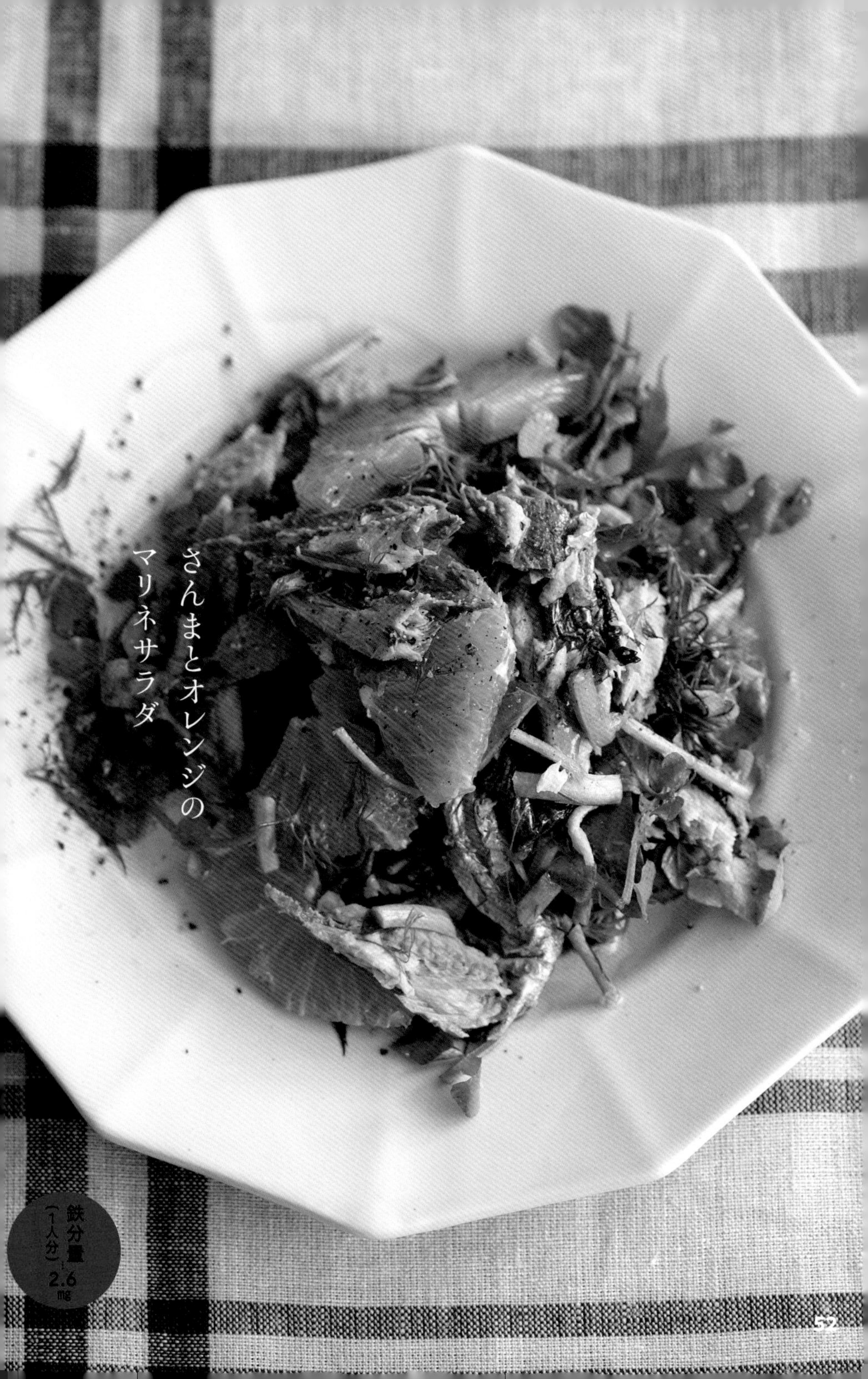

さんまとオレンジのマリネサラダ

鉄分量（1人分）：2.6mg

まぐろのタルタル ルッコラ添え

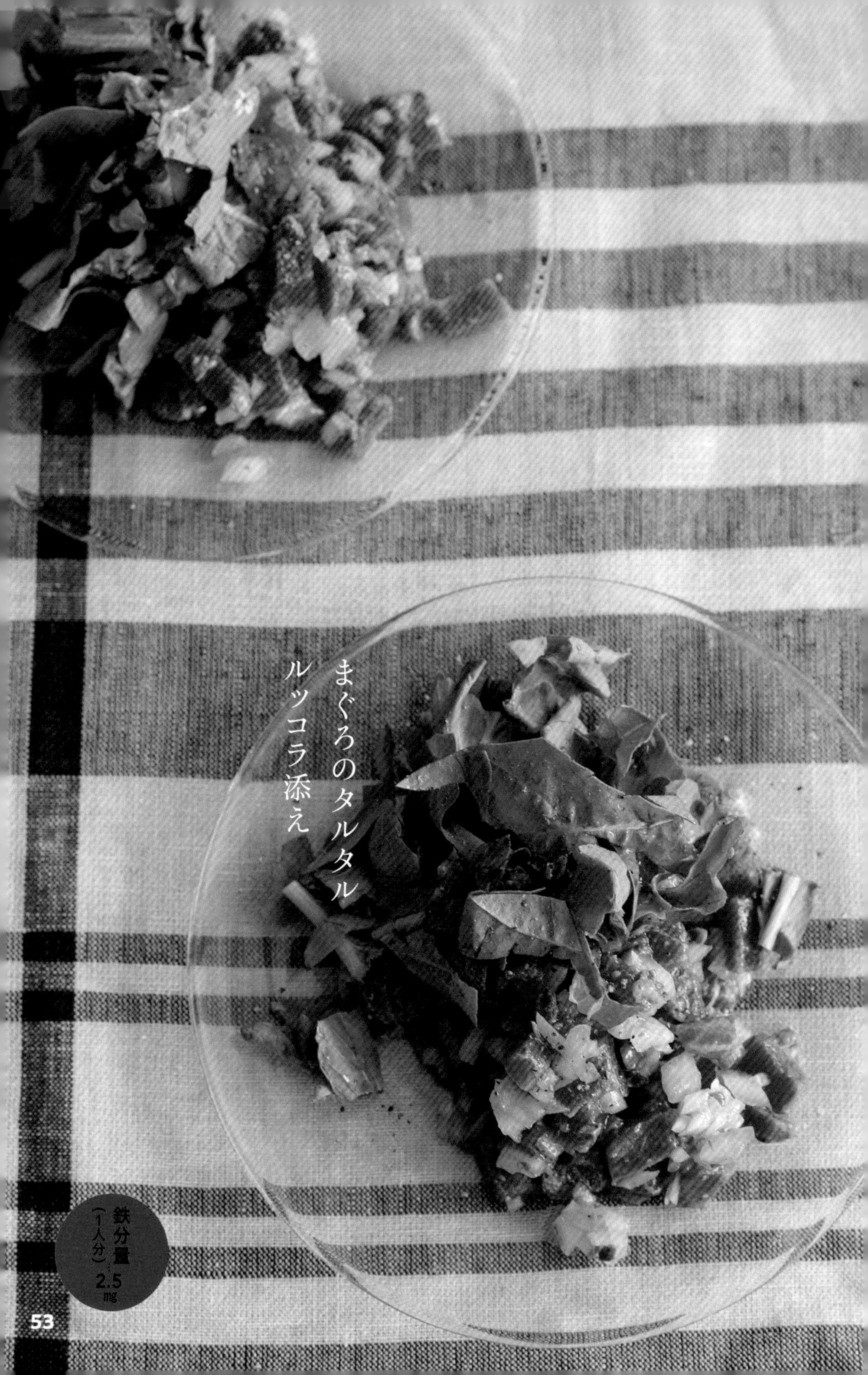

鉄分量（1人分）：2.5mg

さんまとオレンジのマリネサラダ

ハーブのさわやかさとオレンジの酸味で、さんまをさっぱり食べられます。
せりや春菊、ルッコラなど、その時季に手に入りやすい香りのいい葉野菜を活用して。

材料（2人分）

さんま		2尾
オレンジ		1個
ディル		8本
クレソン		1束（50g）
A	レモン汁	大さじ1
	塩	小さじ1/4
	オリーブオイル	大さじ1
粗びき黒こしょう		少々

① さんまは頭と内臓を取り除き、塩小さじ1/2（分量外）をふり、約10分おく。出てきた水けをペーパータオルで拭く。

② 魚焼きグリルで①を約8分焼き、骨を取り除きながらほぐす。

③ オレンジは皮をむいて1cm厚さの半月切りにし、ディル、クレソンはざく切りにする。

④ ②、③、Aをさっとあえ、こしょうをふる。

まぐろのタルタル
ルッコラ添え

ケイパーの塩けを味付けに活用した、まぐろのタルタルです。
お好みでアボカドの角切りなどを加えてもおいしい。

材料（2人分）

まぐろ赤身（さく）	200g
玉ねぎ	1/3個
ケイパー（塩漬け）	大さじ1と1/2
ルッコラ	8本
レモン汁	大さじ1
オリーブオイル	大さじ1
粗びき黒こしょう	適量

① 玉ねぎはみじん切りにして水に約5分さらし、ペーパータオルで水けを拭く。

② ケイパーはかぶるくらいの水に約10分つけて塩抜きをし、水けを拭き、粗く刻む。

③ まぐろは5㎜角に切り、①、②、レモン汁、オリーブオイルとあえる。器に盛ってこしょうをふり、ざく切りにしたルッコラを添える。

ししゃもとパプリカの焼き漬け

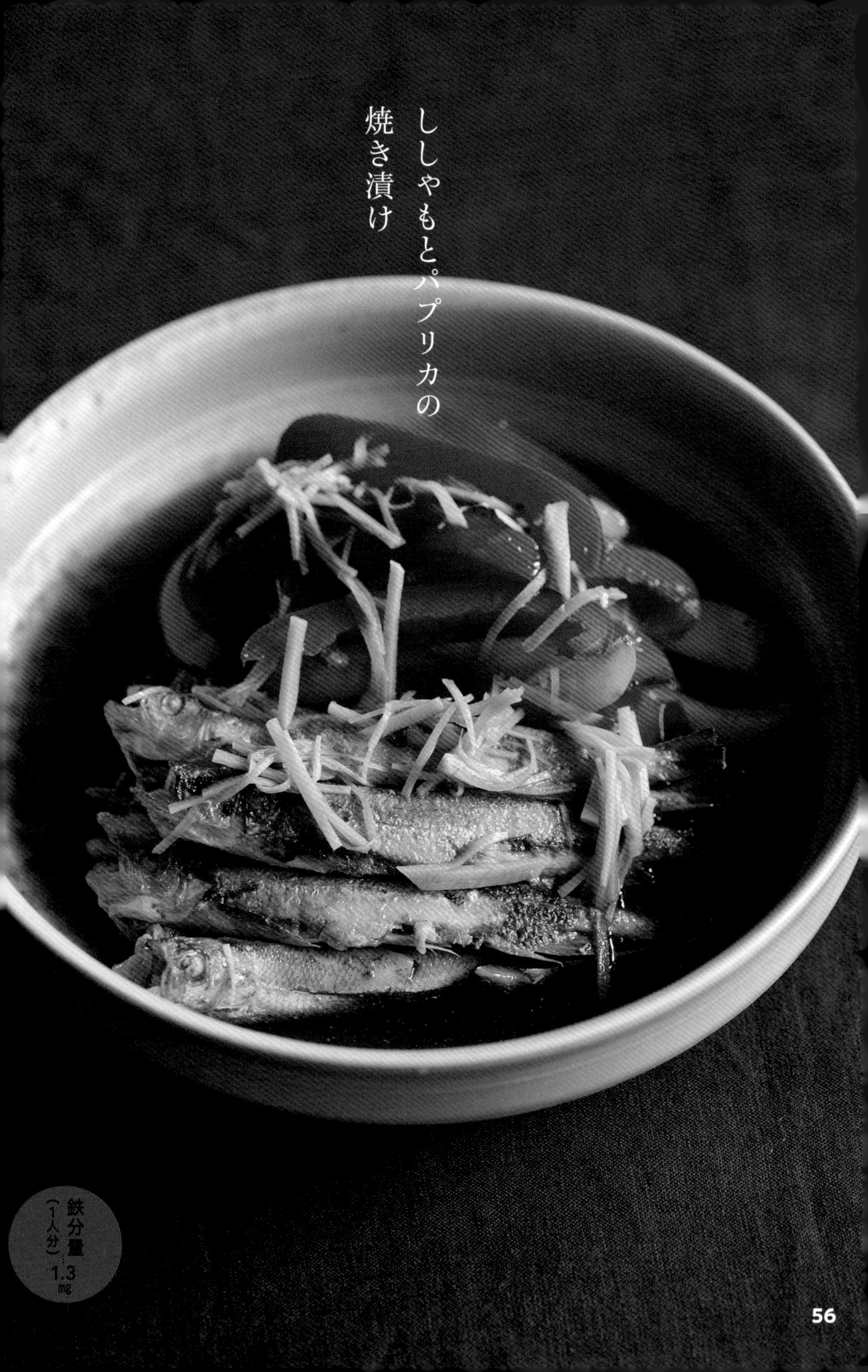

鉄分量（1人分）：1.3mg

ししゃものパセリフライ

鉄分量（1人分）：2.1mg

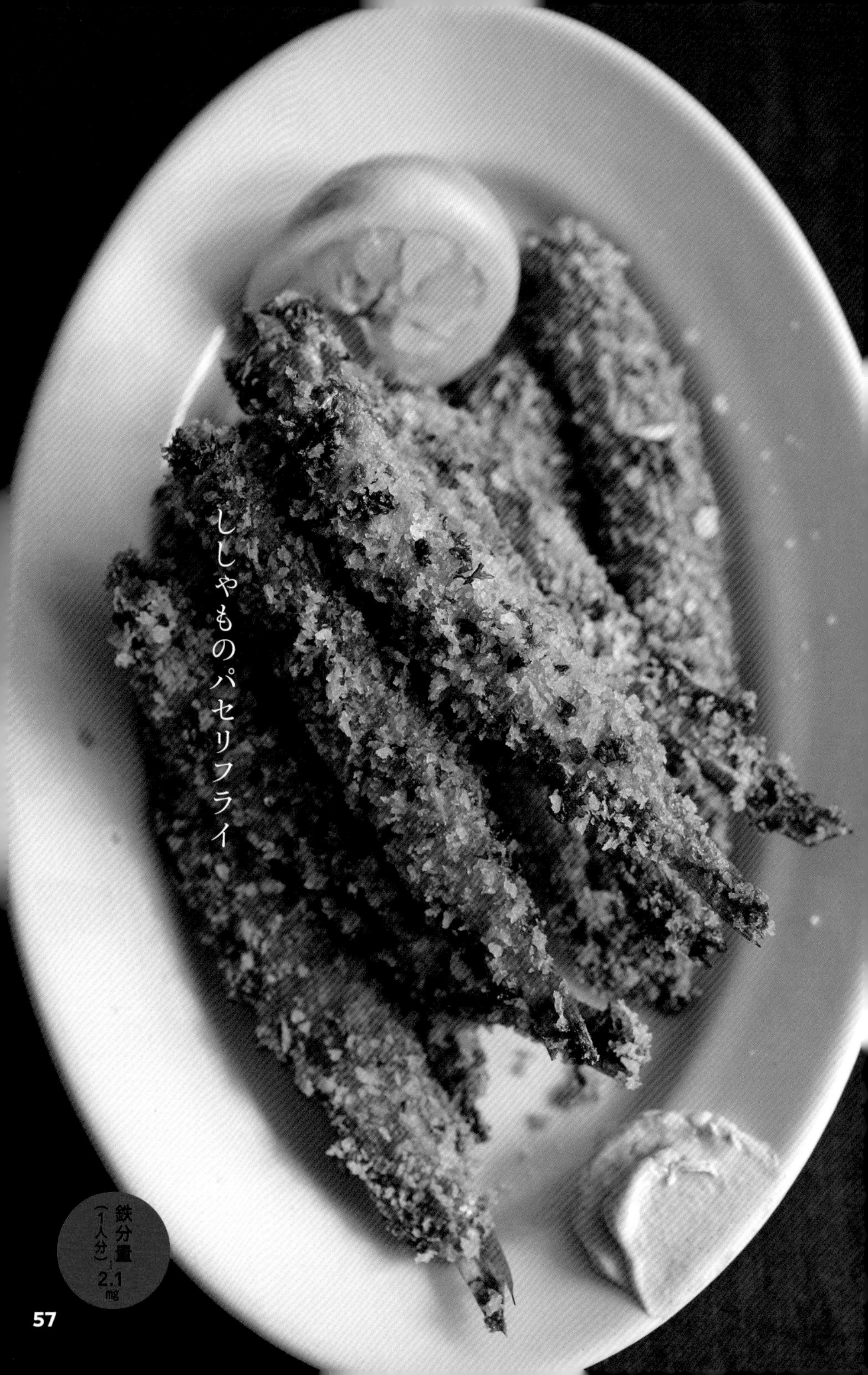

ししゃもと
パプリカの焼き漬け

焼くとパサつきがちなししゃもも、酸味のきいた漬け汁でしっとりさせると丸ごと食べやすくなります。ししゃもは半生タイプを選びましょう。

材料（2人分）

ししゃも		8本
パプリカ（赤、黄）		各1/2個
酒		大さじ1
A	だし汁	150mℓ
	しょうが（せん切り）	25g
	しょうゆ	大さじ2
	酢	大さじ1
	みりん	大さじ1
	酒	大さじ1
ごま油		小さじ1

① 小鍋に**A**を入れてひと煮立ちさせ、バットなどに入れる。
② パプリカはへたと種を取り、縦に1.5cm幅に切る。
③ ししゃもはオーブンシートを敷いたフライパンにのせ、弱めの中火で上下を返しながら焼き目がつくまで焼く。酒をふり、さらに約5分焼き、①にひたす。
④ フライパンからオーブンシートを外し、ごま油を入れて中火にかけ、パプリカを入れて軽く焼き目がつくまで炒め、③に加える。

ししゃもの
パセリフライ

ししゃもに衣をつけてフライにすると、頭からしっぽまで一気にペロリ。
レモンをたっぷり搾ることで、より鉄分の吸収力がアップします。

材料（2人分）

ししゃも	8本
パセリ（みじん切り）	大さじ1
酒	大さじ1
薄力粉	大さじ2
溶き卵	1個分
パン粉	2/3カップ
揚げ油	適量
塩	少々
レモン	1/2個
ディジョンマスタード（好みで）	適量

① ししゃもは酒をふり、薄力粉をまぶす。

② パン粉にパセリを混ぜる。

③ ①を溶き卵にくぐらせ、②をまぶす。170℃に熱した揚げ油できつね色になるまで揚げる。器に盛って塩をふり、レモンを搾りかけ、マスタードを添える。

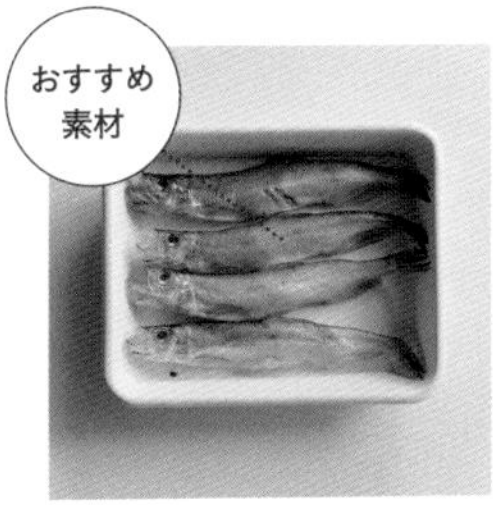

ししゃも

カルシウム補給のおかずとしておなじみのししゃもは、骨の強化に必要なマグネシウムも豊富で、なおかつ鉄分やビタミンCなども含まれた、優秀素材。子持ちにはコラーゲンも。

牡蠣と豆苗の卵炒め

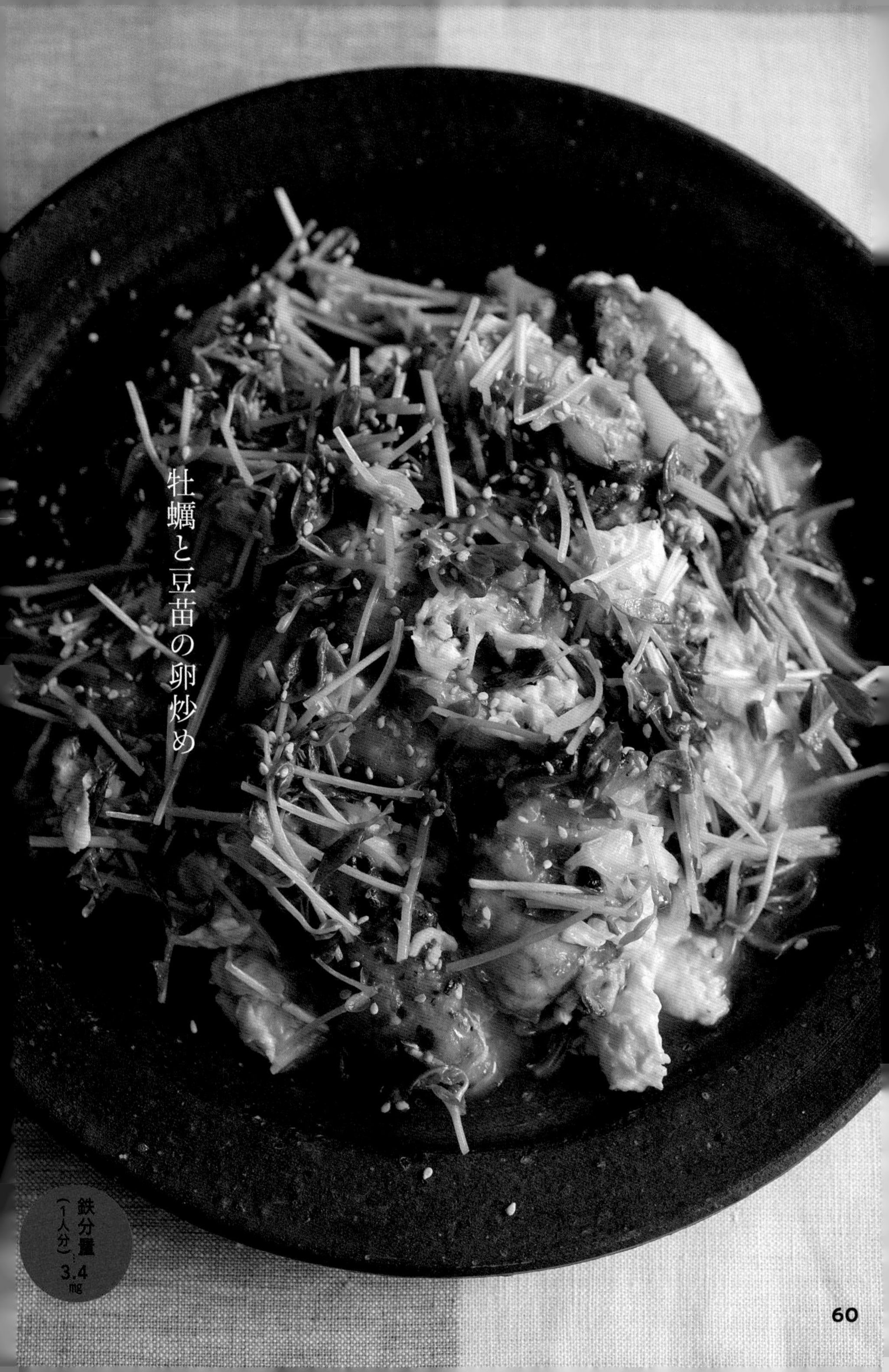

鉄分量（1人分）…3.4mg

牡蠣とほうれん草の豆乳みそ煮

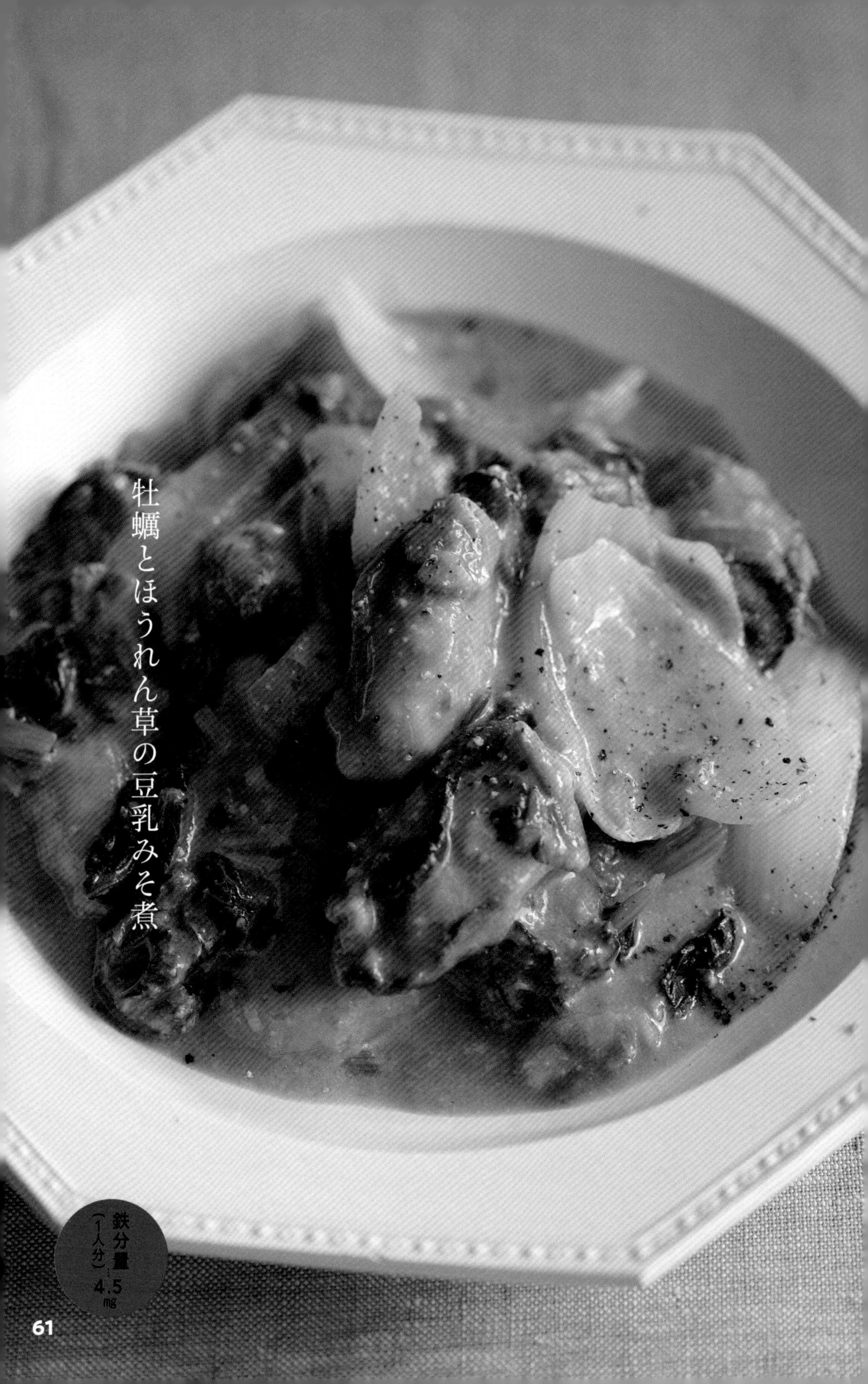

鉄分量（1人分）…4.5mg

牡蠣と豆苗の卵炒め

「海のミルク」とも呼ばれる牡蠣は、鉄分をはじめとした栄養素の宝庫。葉酸＆ビタミンCが豊富な豆苗と一緒に、ふわふわの卵でとじたおかずです。

材料（2人分）

牡蠣	10個
卵	2個
長ねぎ	1/2本
豆苗	1/2袋
しょうが（せん切り）	1片
片栗粉	大さじ3
ごま油	大さじ2
酒	大さじ2
しょうゆ	大さじ1
塩	少々
大根おろし	適量
白いりごま	小さじ2

＼調理のコツ／

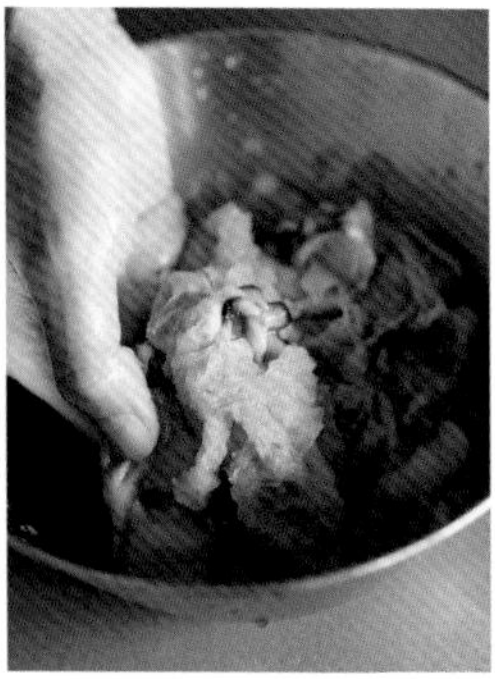

大根おろしをまぶすことで、やわらかな牡蠣を傷つけずに、くさみの原因である汚れだけを落とすことができます。

① 牡蠣は大根おろしでやさしくもみ洗いし、水を3～4回替えながら洗う。ペーパータオルで水けを拭き、片栗粉をまぶす。

② 長ねぎは斜め薄切りに、豆苗は2cm長さに切る。

③ フライパンにごま油を入れて中火にかけ、割りほぐした卵を入れて大きく混ぜて火を通し、一度バットに取る。

④ 同じフライパンに①、しょうが、長ねぎを入れ、牡蠣に焼き目がつくまで返しながら炒める。

⑤ 酒を加え、ふたをして弱火で約5分蒸し焼きにする。豆苗、③を入れて中火で炒め合わせ、しょうゆ、塩で味を調える。器に盛り、白ごまをふる。

牡蠣とほうれん草の豆乳みそ煮

ミルキーな味わいの牡蠣を、コクのある豆乳でやさしく煮ました。
寒さの中で甘くなったほうれん草を加えて。寒い季節にぴったりの一品です。

材料（2人分）

牡蠣	10個
ほうれん草	1束
玉ねぎ	½個
薄力粉	大さじ2と½
ごま油	大さじ1
酒	大さじ2
豆乳	150㎖
みそ	大さじ2
塩、粗びき黒こしょう	各少々
大根おろし	適量

① 牡蠣は大根おろしでやさしくもみ洗いし、水を3～4回替えながら洗う。ペーパータオルで水けを拭き、薄力粉をまぶす。
② 沸騰した湯に塩少々（分量外）を加え、ほうれん草を入れて約1分ゆでる。冷水にとって水けを絞り、2㎝長さに切る。玉ねぎは4～5等分のくし形切りにする。
③ フライパンにごま油を入れて中火にかけ、牡蠣を入れて焼き目がつくまで上下を返しながら焼く。
④ 玉ねぎを加え、透き通るまで炒める。酒を入れて弱火にし、ふたをして約5分加熱する。
⑤ ほうれん草を加えてさっと混ぜ、豆乳、みそを加えて溶く。沸騰直前で火を止め、塩、こしょうで味を調える。

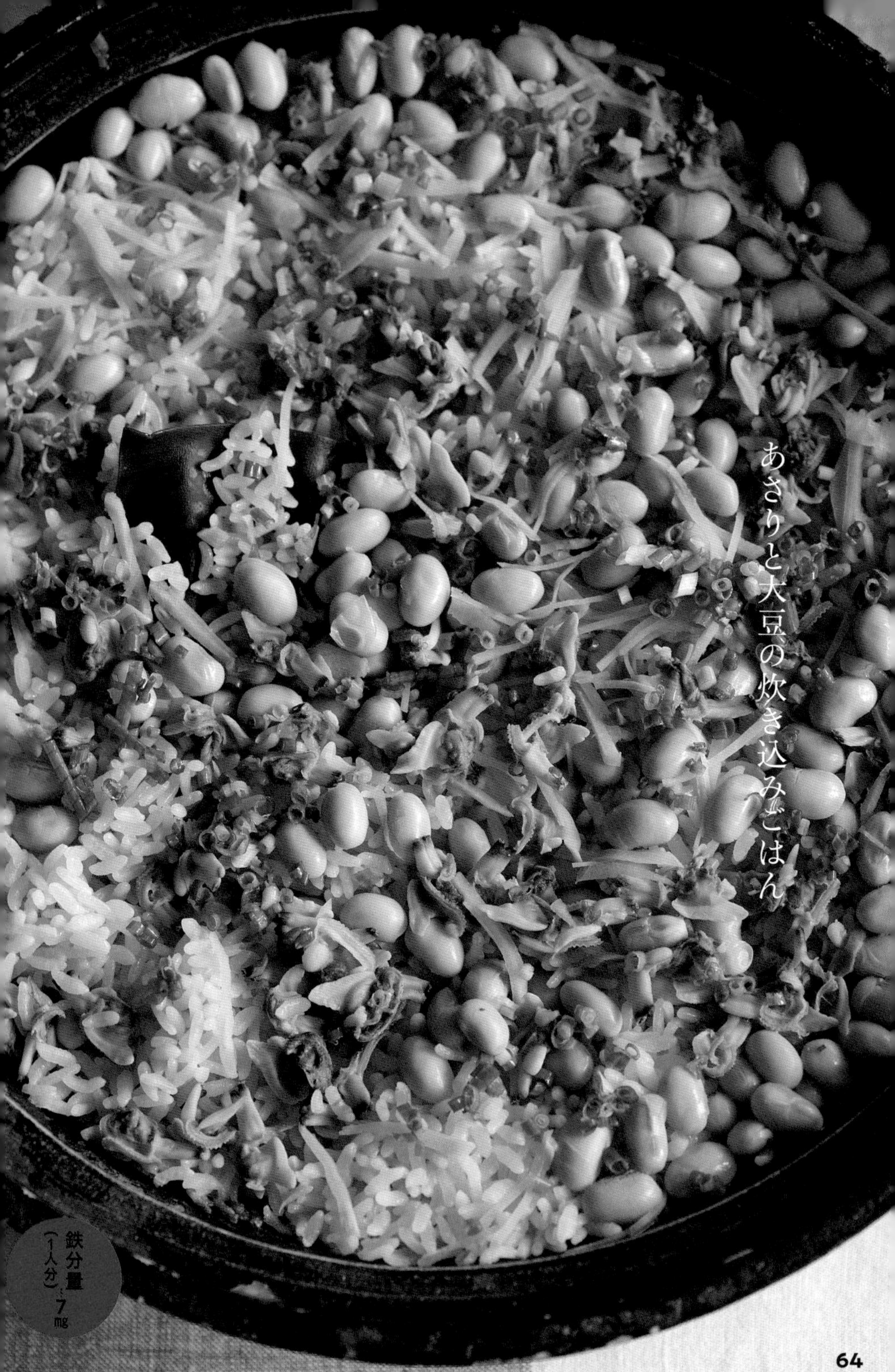

あさりと大豆の炊き込みごはん

鉄分量（1人分）…7mg

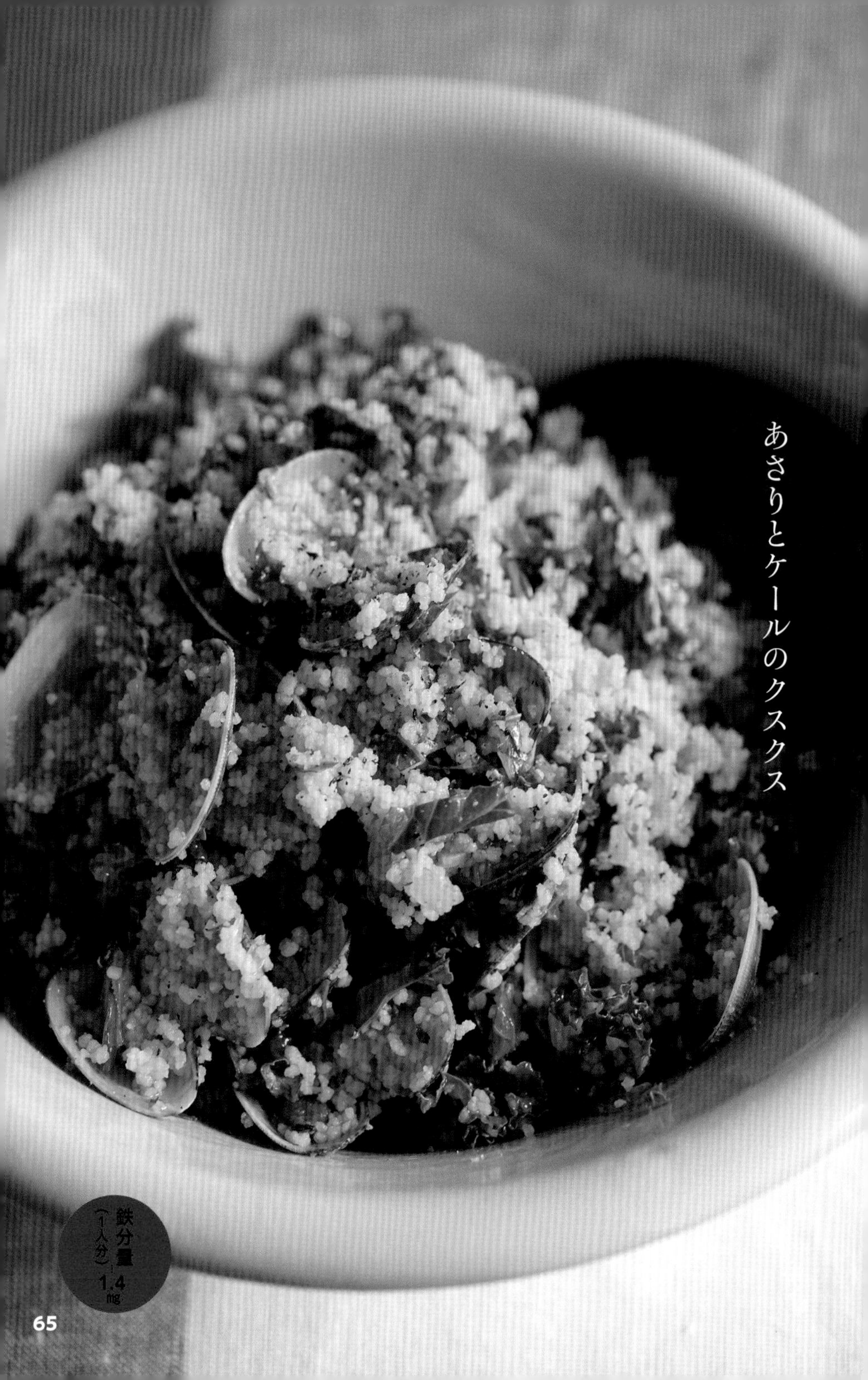

あさりとケールのクスクス

鉄分量（1人分）1.4mg

あさりと大豆の炊き込みごはん

手軽に使えるあさりの缶詰と、ゆで大豆を使った炊き込みごはん。
ヘム鉄のあさりと非ヘム鉄の大豆。鉄分素材をダブルで使い、うまみもたっぷりです。

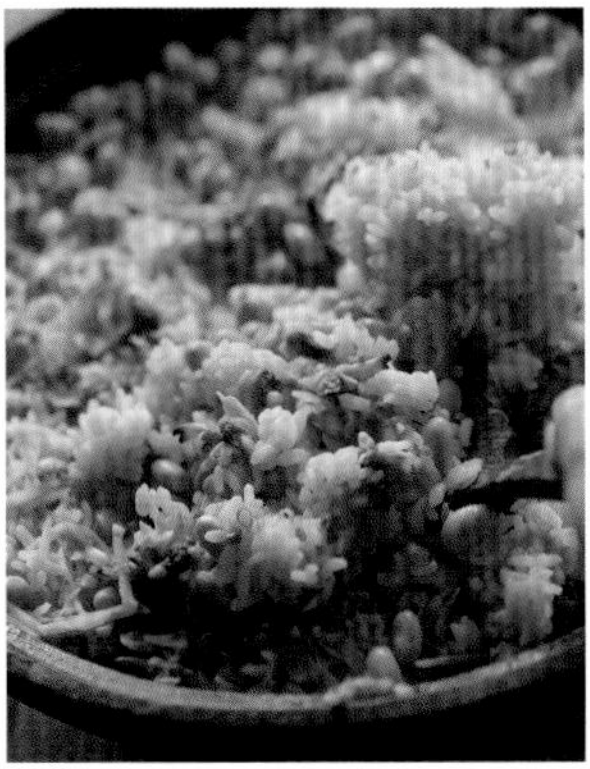

材料（4人分）

あさり（缶詰／むき身）…… 80g
ゆで大豆 …… 80g
米 …… 2合
A しょうが（せん切り）…… 1片
　昆布 …… 5㎝角×1枚
　酒 …… 大さじ1
　水 …… 400㎖
細ねぎ …… 2本

① 米は洗い、ざるに上げて水気をしっかりきる。あさりはさっと洗い、水けをきる。
② 鍋に①、大豆、**A**を入れ、ふたをして強火にかける。煮立ったら弱火にし、約15分炊く。15秒強火にして火を止め、約15分蒸らす。
③ ふたを開けてしゃもじでさっくりと混ぜ、小口切りにした細ねぎを散らす。

あさりとケールの
クスクス

地中海料理でよく使われる、ケールとクスクスを合わせました。
粒状のパスタ・クスクスに、あさりのうまみをしっかり吸わせるのがポイント。

材料（2人分）

あさり（砂抜きしたもの）……150g
ケール……60g
玉ねぎ……1/3個
にんにく（みじん切り）……1/2片
クスクス（乾燥）……2/3カップ
塩……小さじ1/4
オリーブオイル……大さじ2
白ワイン……50㎖
粗びき黒こしょう……少々

① ケールは粗みじん切りにする。玉ねぎはみじん切りにする。
② クスクスは塩、オリーブオイル大さじ1、熱湯2/3カップを加えて混ぜ、アルミホイルをかぶせて約10分おく。
③ フライパンににんにく、オリーブオイル大さじ1を入れて中火にかける。香りが立ったら玉ねぎを入れ、さっと炒める。あさり、白ワインを入れて弱火にし、ふたをしてあさりの口が開くまで約5分蒸し煮にする。
④ ②をさっとほぐし、③を加えてなじませ、ケール、こしょうを加えてさっと混ぜる。

＼調理のコツ／

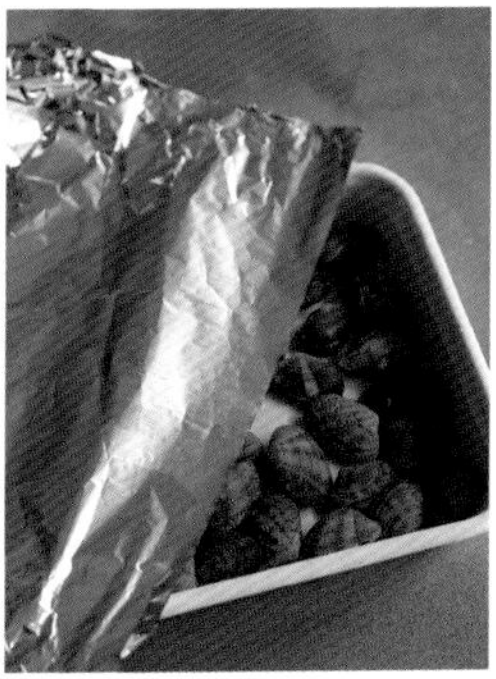

あさりの砂抜きは、500㎖の水に小さじ2の塩を加えた塩水にあさりを入れ、アルミホイルやふきんをかけて薄暗くし、30分〜1時間おく。海底にいるように錯覚させることで、砂を吐き出させる仕組みです。

おすすめ素材

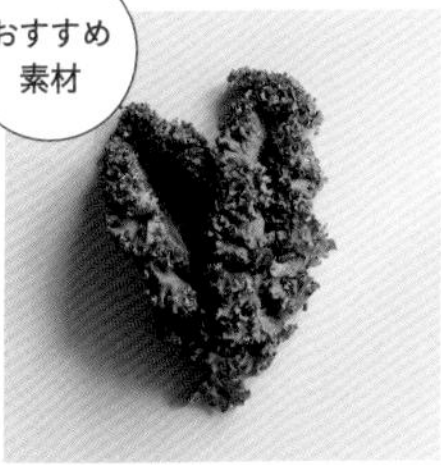

ケール

最近スーパーでも見かけることが多くなったケールは、アブラナ科の野菜で、青汁の材料にもなるスーパーフード。ビタミンC、カルシウム、鉄分、マグネシウムなどが豊富。

コラム

手作りジュースで「飲む」鉄分補給

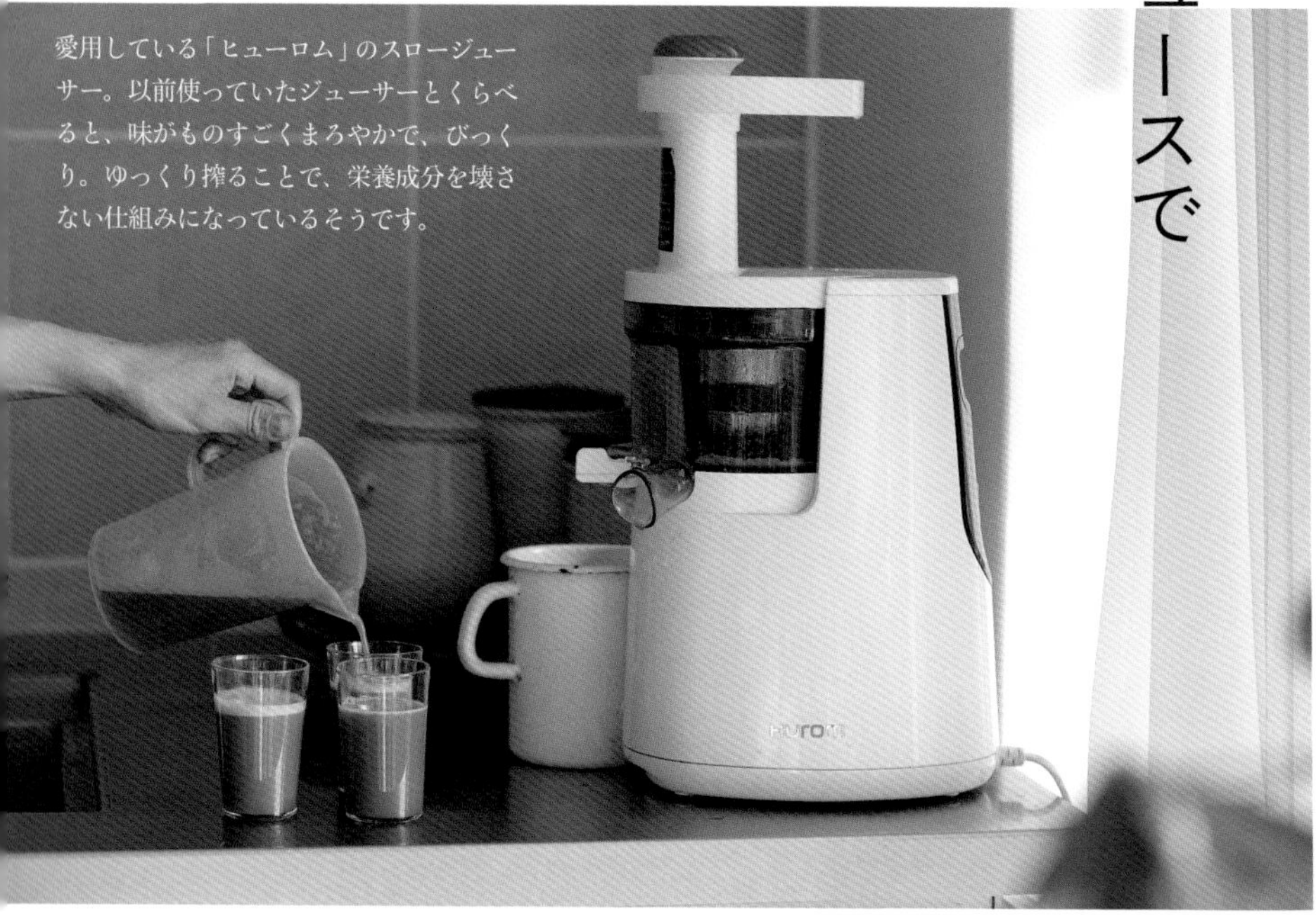

愛用している「ヒューロム」のスロージューサー。以前使っていたジューサーとくらべると、味がものすごくまろやかで、びっくり。ゆっくり搾ることで、栄養成分を壊さない仕組みになっているそうです。

低速搾汁方式のジューサーで栄養素をしっかり吸収

朝いちばんに搾りたての野菜ジュースを飲むのは、もう15年近く続けている習慣です。最近はそれに緑黄色野菜やナッツなどを加えて、ビタミンC＋鉄分を一緒にとるのを心がけるように。りんごをベースにすると、やさしい甘みで飲みやすいです。レモンは無農薬のものを農園から直接取り寄せ、皮をむいて加えています。

何年か前に「緑の葉野菜＋くだもの＋水」で作る「グリーンスムージー」が人気を呼びましたが、私は水を加えず、素材だけを組み合わせるのがほとんど。もし飲みにくければ、水を少し加えてみてください。凍ったくだものを使う「スムージー」とは違い、素材はすべて常温で準備します。

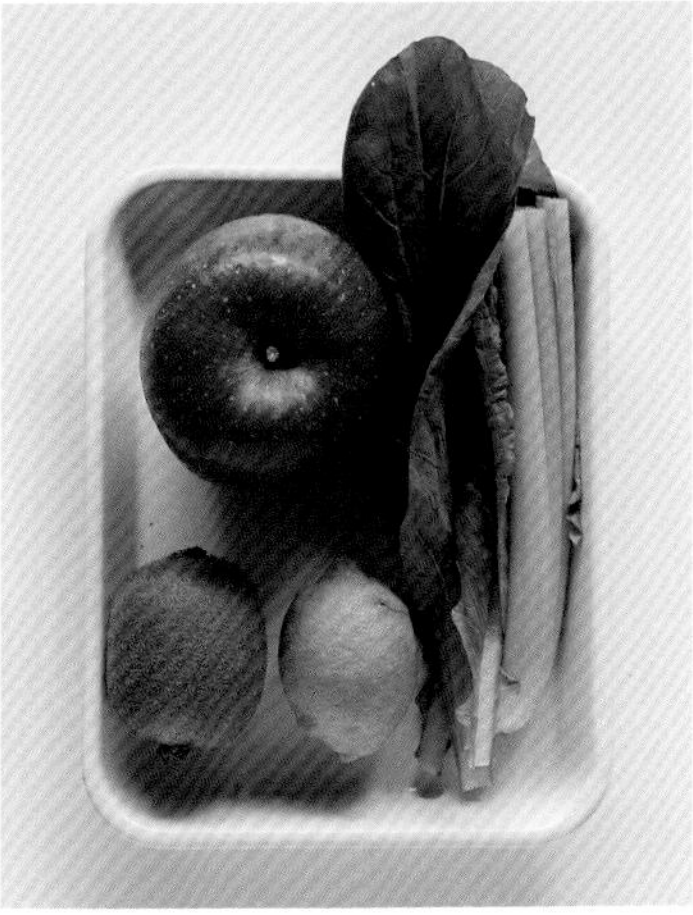

りんご 1個
＋
小松菜 2株
＋
キウイ 1個
＋
レモン 1個

ビタミンCや葉酸が豊富なキウイ。入れるとぐっと甘みが増します。最近手に入りやすくなってきた、ゴールデンキウイでも。

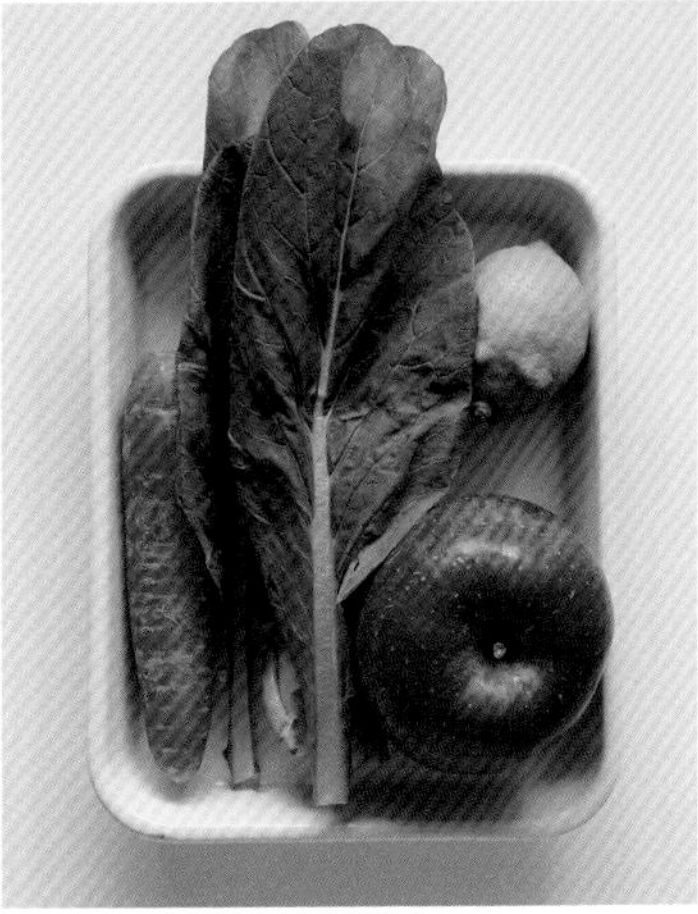

りんご 1個
＋
小松菜 2株
＋
にんじん 1本
＋
レモン 1個

いちばんよく飲んでいる、私の定番の組み合わせ。りんごとにんじんの甘みに、小松菜のうまみとレモンのさわやかさが加わります。

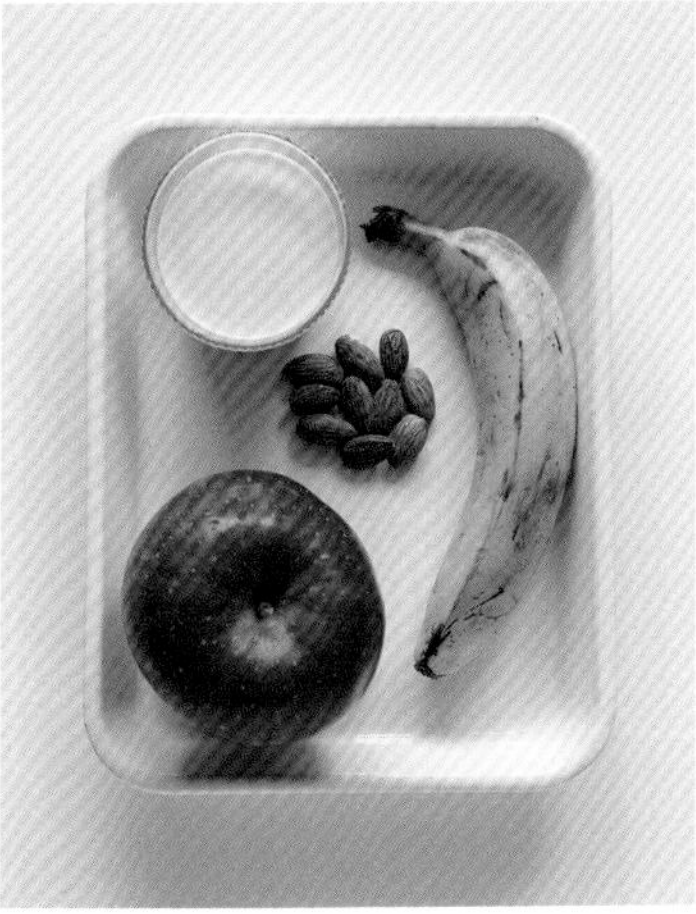

りんご 1個
＋
バナナ 1本
＋
アーモンド 10粒
＋
豆乳 150mℓ

植物性の鉄分素材であるアーモンドと豆乳を加えた組み合わせ。バナナとナッツのコクで、飲みごたえのあるリッチな味わいです。

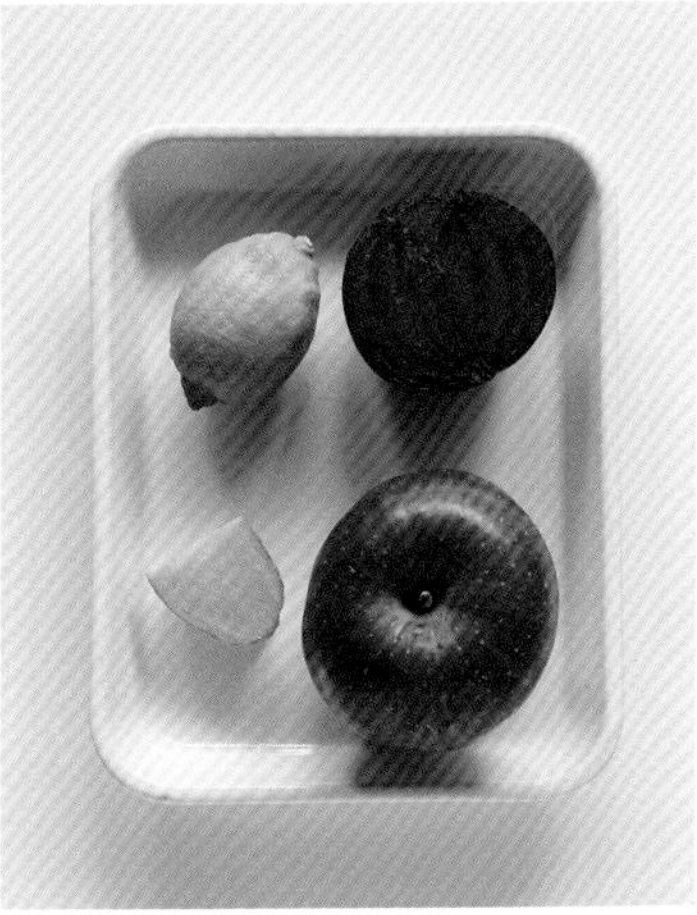

りんご 1個
＋
ビーツ $\frac{1}{2}$個
＋
レモン 1個
＋
しょうが 20g

「食べる点滴」とも呼ばれているビーツは、栄養の宝庫として注目されています。ややクセがあるので、しょうがを加えてさわやかに。

ちょこちょこ鉄分おかず

こまめに鉄分補給！

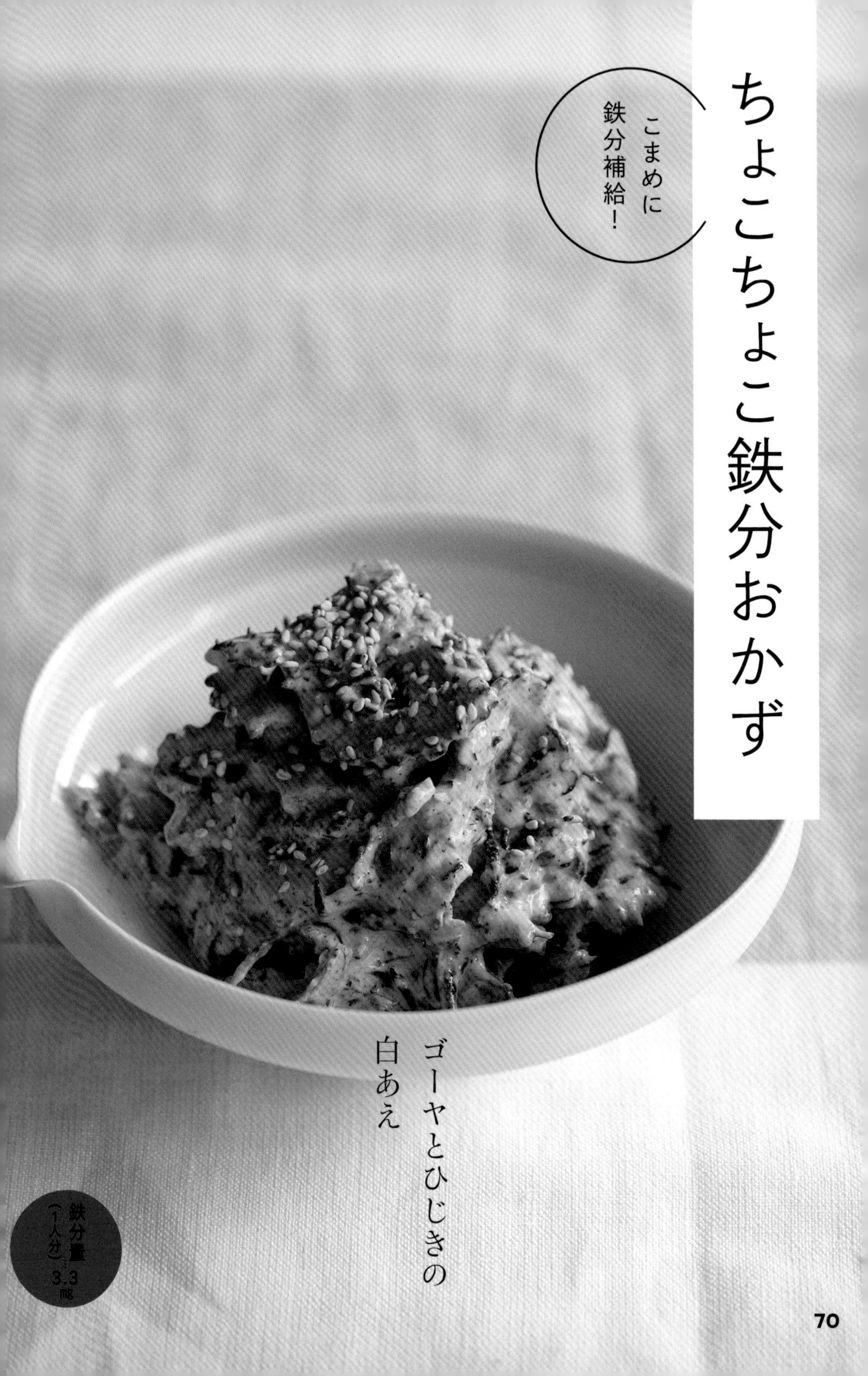

ゴーヤとひじきの白あえ

鉄分量（1人分）3.3mg

切り干し大根とキャベツのマリネ

枝豆とじゃがいものアーモンドサラダ

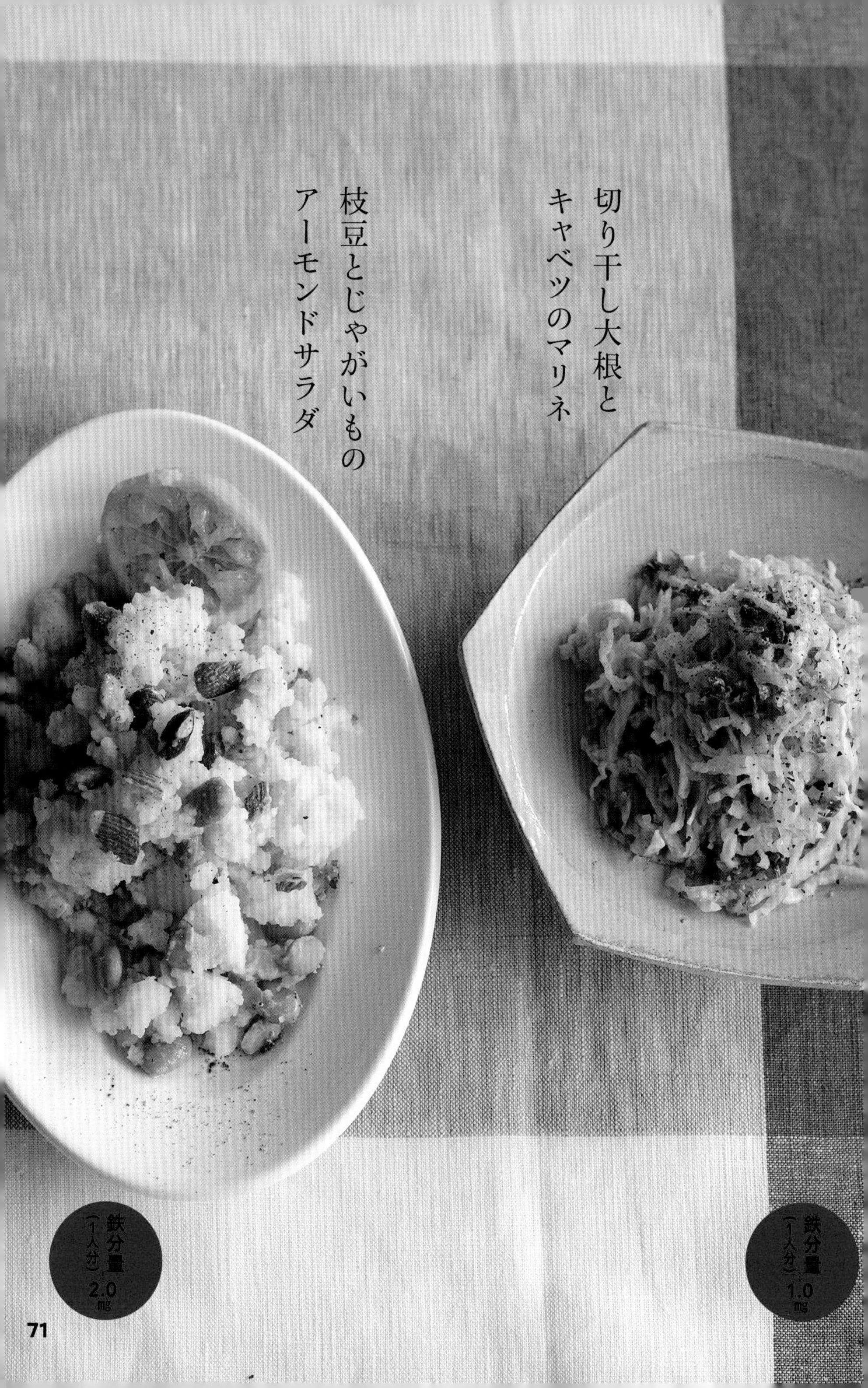

鉄分量（1人分）：1.0mg

鉄分量（1人分）：2.0mg

ゴーヤとひじきの白あえ

大豆製品を手軽に取り入れられる白あえは、
いろいろな素材で活用できる料理法。
ビタミンC豊富なゴーヤも、クリーミーな味わいでたっぷり食べられます。

材料（2人分）

	ゴーヤ	½本
	ひじき（乾燥）	5g
A	絹ごし豆腐	½丁（150g）
	白練りごま	大さじ3
	白いりごま	大さじ1
	しょうゆ	小さじ2
	塩	小さじ¼
	白いりごま	小さじ1

① ゴーヤは縦半分に切って種とワタを取り除き、薄切りにする。水に約10分さらし、ペーパータオルで水けを拭く。

② ひじきはかぶるくらいの水に約10分ひたしてもどし、水けをきる。沸騰した湯で約2分ゆでて、ざるに上げる。

③ すり鉢に**A**を入れてなめらかになるまですり混ぜ、①、②を加えてあえる。器に盛り、白ごまをふる。

枝豆とじゃがいものアーモンドサラダ

じゃがいもはゆでるのではなく
蒸すことで、甘くてみずみずしい味わいに。
枝豆は、やはり鉄分豊富な
空豆に替えてもおいしいです。

材料（2人分）

枝豆（ゆでたもの、正味）	70g
じゃがいも	3個
アーモンド（ローストしたもの）	8粒
塩	小さじ1/3
レモン汁	大さじ1
オリーブオイル	大さじ1
粗びき黒こしょう	少々

① じゃがいもはよく洗い、皮つきのまま蒸気の立った蒸し器に入れて約25分蒸す。熱いうちに皮をむき、粗くつぶす。
② 枝豆、塩、レモン汁を加えて混ぜ、粗く刻んだアーモンドとオリーブオイルを加えてあえ、こしょうをふる。

おすすめ素材

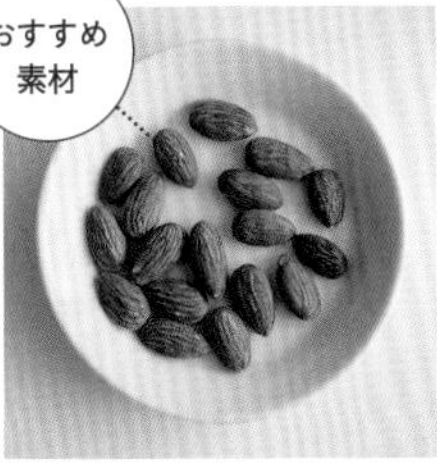

アーモンド

アーモンドはくるみに劣らず、葉酸が豊富な食材。鉄分をはじめ、カルシウム、マグネシウム、亜鉛などのミネラルも豊富なので、積極的に料理に取り入れたい素材です。

切り干し大根とキャベツのマリネ

生の大根とくらべて、鉄分などの
栄養素が多い切り干し大根。
シャキシャキした歯ごたえが心地よく、
いろいろな料理の付け合わせに。

材料（2人分）

切り干し大根	30g
キャベツ	150g
しょうが（せん切り）	1片
塩	小さじ1/2
赤ワインビネガー	大さじ2
オリーブオイル	大さじ1
粗びき黒こしょう	少々

① 切り干し大根は流水で軽くもみ洗いし、かぶるくらいの水に約5分ひたしてもどす。水けが少し残る程度に絞り、食べやすい長さに切る。
② キャベツはせん切りにし、塩を加えてしんなりするまでもみ、出てきた水けをぎゅっと絞る。
③ ①、②、しょうがを赤ワインビネガーであえ、オリーブオイルを加えて混ぜ、こしょうをふる。

ブロッコリーとマッシュルームのオイル煮

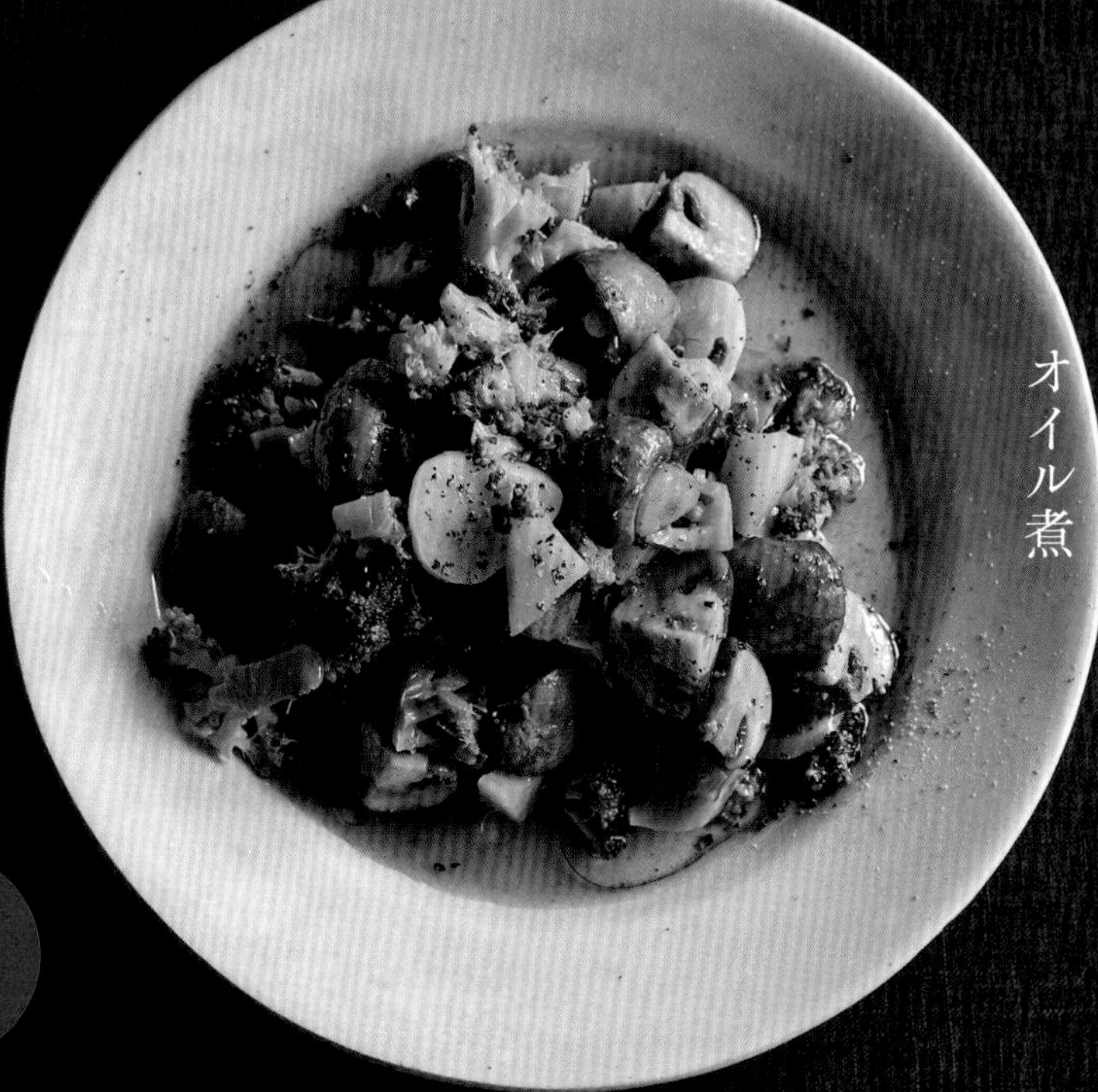

鉄分量（1人分）1.0mg

わかめときのこの梅おろし

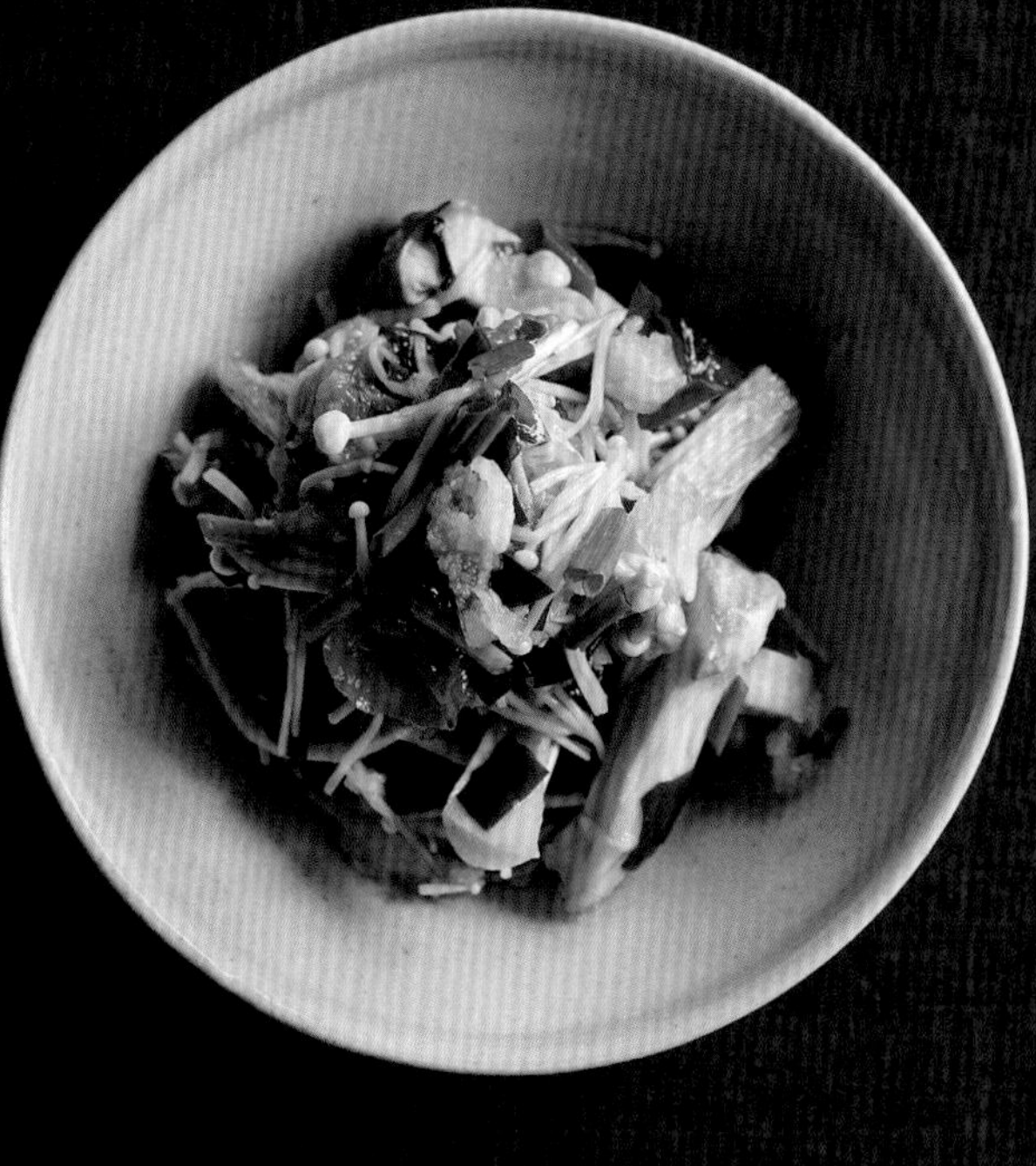

鉄分量（1人分）1.5mg

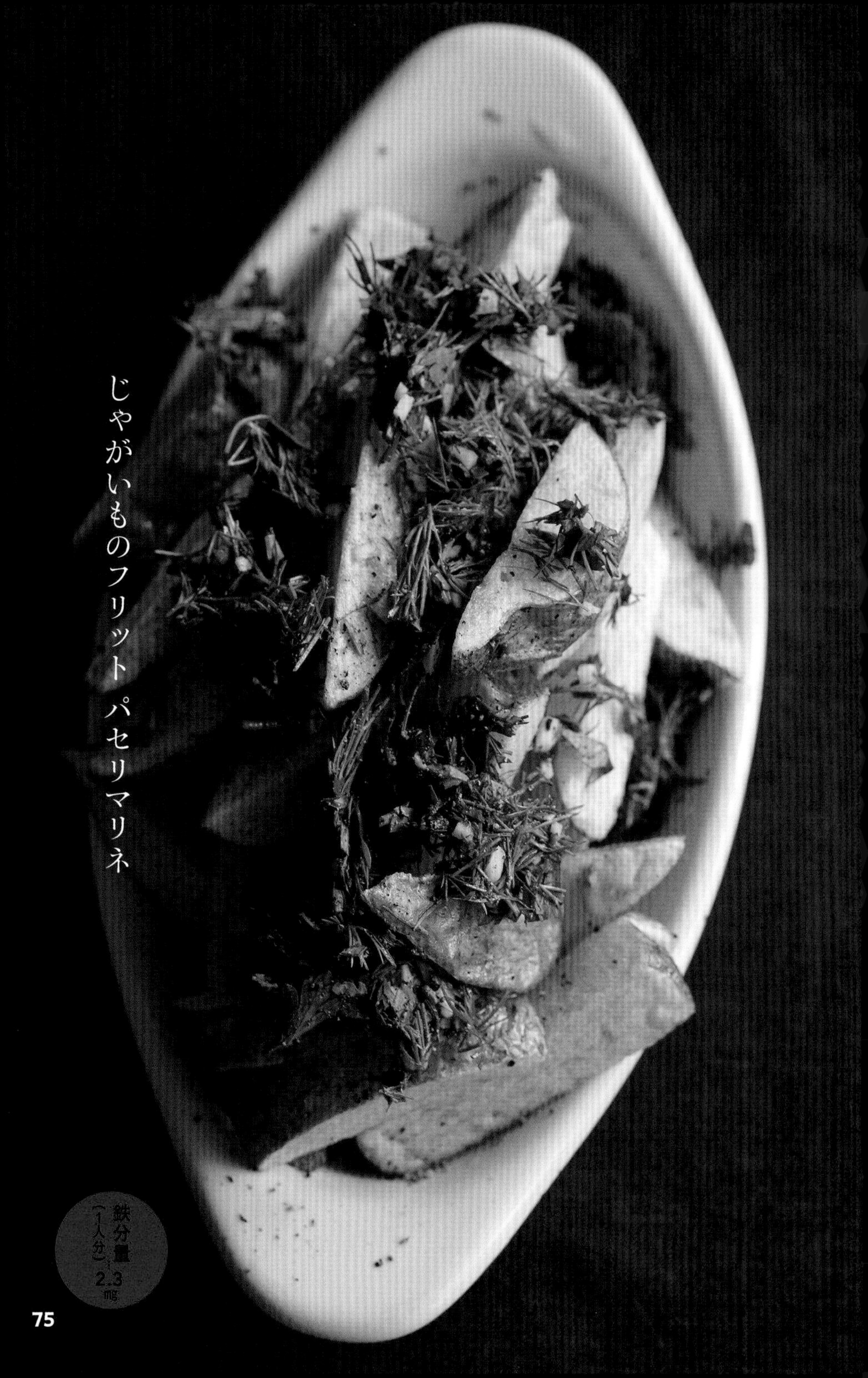

じゃがいものフリット パセリマリネ

鉄分量（1人分）2.3mg

わかめときのこの梅おろし

葉酸が豊富なきのこ類がたっぷり
食べられる、おなかにやさしい副菜。
わかめで鉄分、大根で
ビタミンCをとることができます。

材料（2人分）

生わかめ	50g
エリンギ	1本
えのきたけ	1/2袋（50g）
細ねぎ	2本
梅干し	2個
大根おろし	10cm分
しょうゆ	小さじ1/3

① わかめはペーパータオルで水けを拭き、食べやすい大きさに切る。細ねぎは1.5cm長さに切る。

② エリンギは長さを半分に切り、縦4等分に切る。えのきたけは石づきを取り、4等分の長さに切る。アルミホイルできのこを包み、魚焼きグリルかトースターで7～8分加熱する。

③ 梅干しはくずしながらしょうゆと混ぜ、種を取り除く。

④ ①、②、③、軽く水けを絞った大根おろしを合わせて混ぜる。

ブロッコリーとマッシュルームのオイル煮

ビタミンCや鉄分が豊富なブロッコリーは、日常的に食べたい野菜のひとつ。
ゆでるより、オイル蒸しにしたほうが、
栄養素も多く残ります。

材料（2人分）

	ブロッコリー	1/3個（150g）
	マッシュルーム	5個
	アンチョビ（フィレ）	2枚
A	にんにく（薄切り）	1/2片
	白ワイン	大さじ2
	オリーブオイル	大さじ2
	粗びき黒こしょう	少々

① ブロッコリーは3cm角に切る。マッシュルームは石づきを取り、半分に切る。アンチョビは粗みじん切りにする。

② フライパンにマッシュルーム、アンチョビ、**A**を入れ、ふたをして中火にかける。

③ 煮立ったら弱火にし、ブロッコリーを加え、約5分蒸し煮にする。火を止め、こしょうをふる。

じゃがいものフリット
パセリマリネ

フライドポテトを
たっぷりのハーブと赤ワインビネガーでマリネしました。
ディルやイタリアンパセリなどのハーブも、実は鉄分素材です。

材料（2人分）

じゃがいも……3個
イタリアンパセリ……4本
ディル……7本
A
- にんにく（みじん切り）……½片
- ナンプラー……大さじ1
- 赤ワインビネガー……大さじ2

揚げ油（オリーブオイルなど）……適量

① じゃがいもは皮つきのままよく洗い、1.5㎝角の棒状に切る。ざるに広げて約1時間干す。
② イタリアンパセリはみじん切りに、ディルは1㎝長さに切り、**A**を加えて混ぜる。
③ 鍋に①、かぶるくらいの揚げ油を入れて中火にかける。油の温度が上がってきたら、箸などで混ぜながらこんがり色づくまで7〜8分揚げる。
④ 揚げたての③に②を加え、さっとあえる。

枝豆のフリッタータ

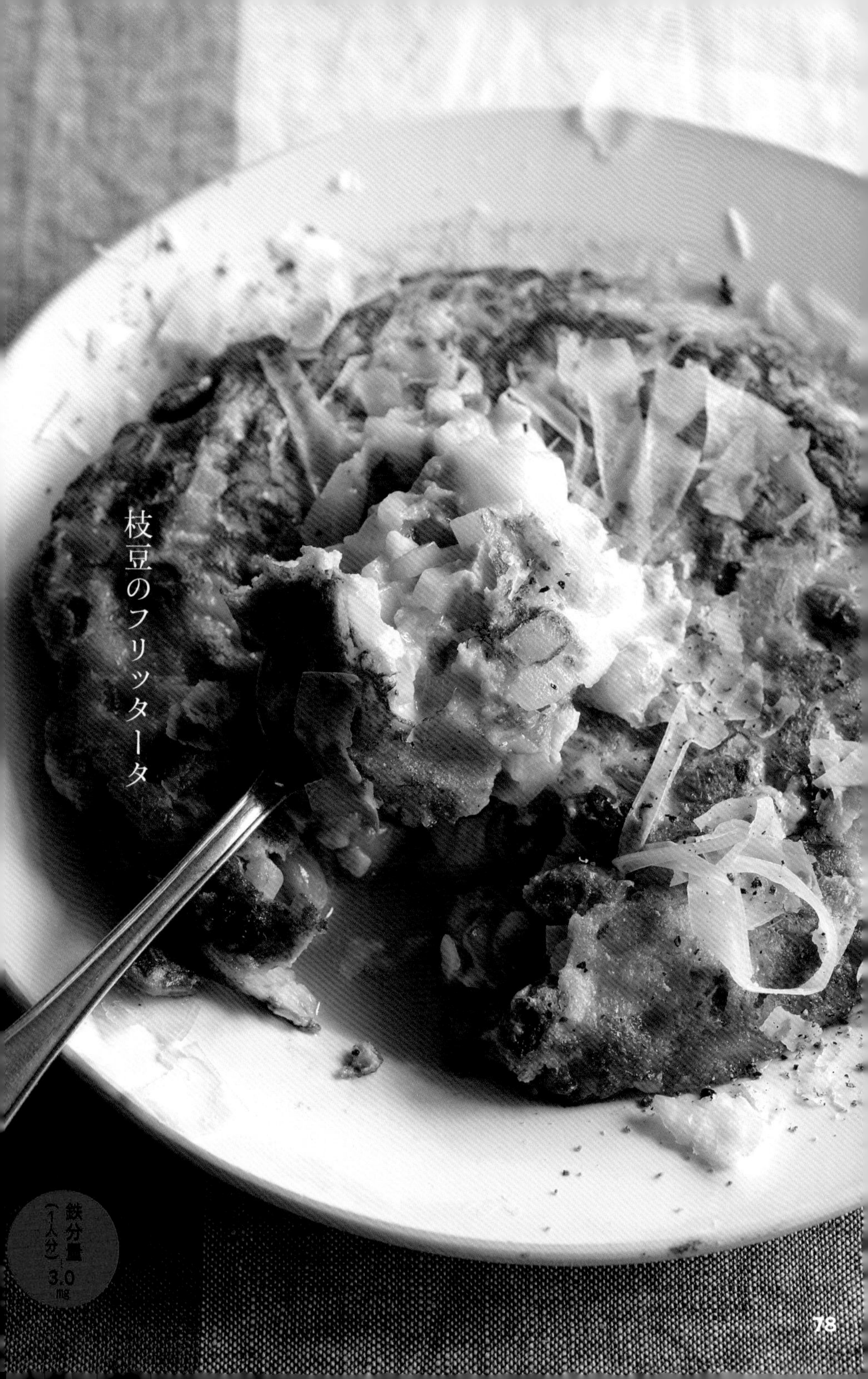

鉄分量（1人分）3.0㎎

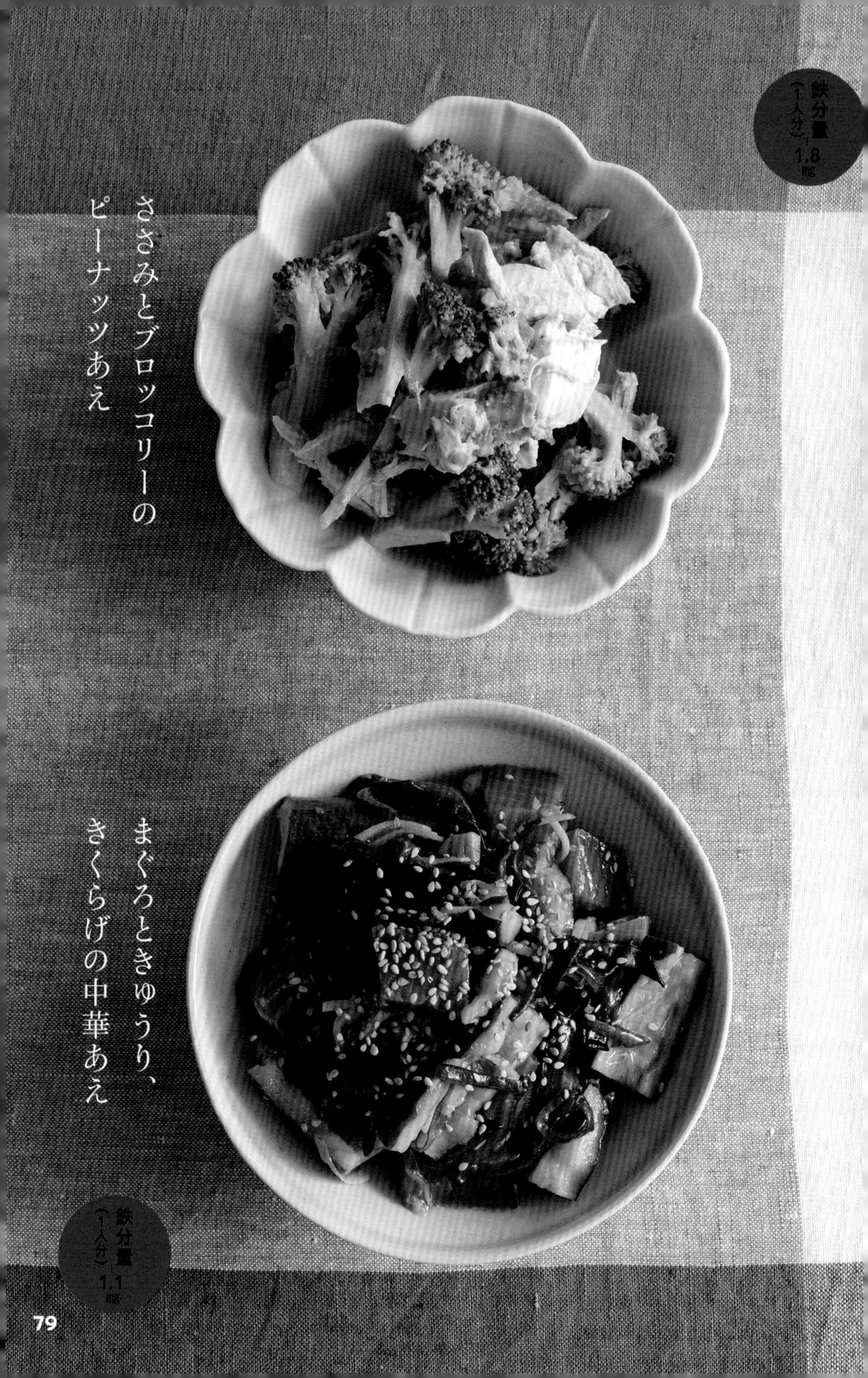

ささみとブロッコリーの
ピーナッツあえ

鉄分量（1人分）1.8mg

まぐろときゅうり、
きくらげの中華あえ

鉄分量（1人分）1.1mg

枝豆の
フリッタータ

「フリッタータ」とはイタリアの具だくさん卵焼きのこと。
彩りもよく、鉄分豊富な枝豆をたっぷり加えて、焼き上げます。

材料（直径20cmのフライパン1台分／2人分）

枝豆（ゆでたもの、正味）		80g
玉ねぎ		1個
エメンタールチーズ（ブロック・ピザ用チーズでも可）		50g
卵		3個
A	白ワイン	大さじ1
	塩	小さじ1/3
オリーブオイル		大さじ2
粗びき黒こしょう		少々

① 玉ねぎ、チーズは1.5cm角に切る。

② 卵を割りほぐし、枝豆、①、**A**を加えて混ぜる。

③ フライパンにオリーブオイルを入れて中火にかけ、②を入れて半熟になるまで大きくかき混ぜる。

④ 焼き目がつくまで約3分焼き、裏返して弱火にし、約8分焼く。器に盛り、削ったチーズ少々（分量外）を散らし、こしょうをふる。

まぐろときゅうり、きくらげの中華あえ

まぐろの刺身が余ったら、翌日は
きゅうりやきくらげと合わせて副菜に。
コリコリとしたきくらげを加えることで、
食感も鉄分もアップします。

材料（2人分）

	まぐろ赤身（さく）	150g
	きゅうり	1本
	生きくらげ	2枚
A	しょうが（せん切り）	1片
	黒酢	大さじ1
	しょうゆ	大さじ1
	塩	小さじ1/4
	ごま油	小さじ1
	白いりごま	小さじ2

① まぐろは2cm角に切る。きゅうりは長さを4〜5等分に切り、めん棒で粗めにたたく。

② 生きくらげは石づきを取り、沸騰した湯に入れて約2分ゆでて水けをきり、細切りにする。

③ ボウルに①、②、**A**を入れてあえ、ごま油を加えてなじませる。器に盛り、白ごまをふる。

ささみとブロッコリーのピーナッツあえ

ヘルシーなのに食べごたえもあって、
アスリートなどもよく食べているという
ささみとブロッコリーの組み合わせ。
ピーナッツバターでコクとうまみを加えて。

材料（2人分）

	鶏ささみ	4本
	ブロッコリー	1/3個（150g）
	酒	大さじ1
A	ピーナッツバター（無糖）	大さじ3
	ナンプラー	大さじ2/3
	黒酢	大さじ1

① 鶏ささみは筋を取り、酒を加えた湯で約1分半ゆでて火を止める。そのまま粗熱が取れるまでおき、食べやすい大きさにさく。

② ブロッコリーは小房に分け、沸騰した湯で約2分ゆでてざるに上げ、縦半分に切る。

③ ボウルに**A**を合わせて混ぜ、①、②を加えてあえる。

コラム

実は鉄分の宝庫、雑穀を食べよう

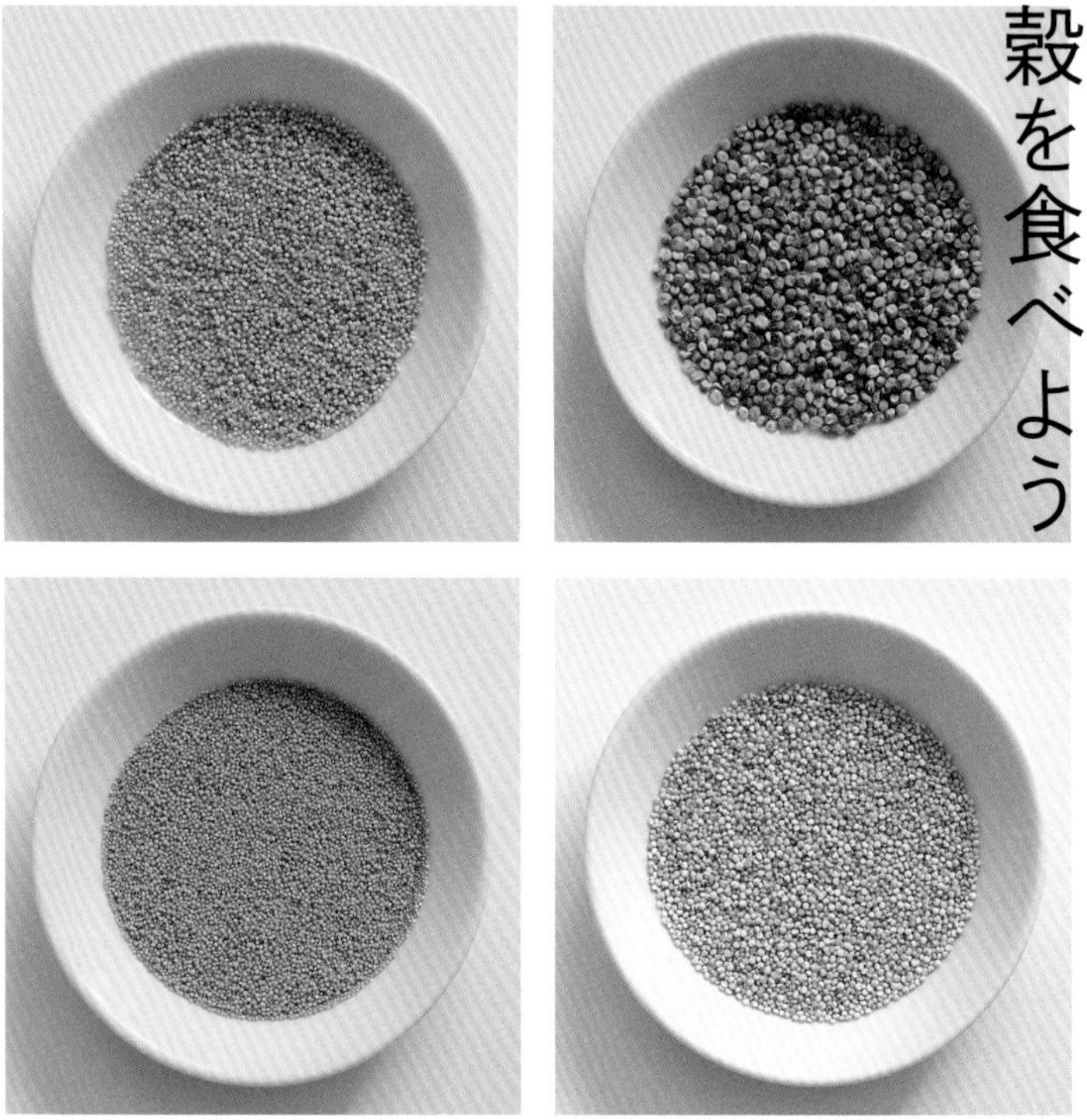

特に鉄分豊富な雑穀として知られているのが、たかきび（右上）、あわ（左上）、キヌア（右下）、アマランサス（左下）。どれも健康に大切な食物繊維やミネラル類を多く含んでいるので、ぜひ普段の食事に組み込んでいきましょう。

「ゆで雑穀」を作っておくといろいろな料理に応用可能

雑穀は、気に留めないとなかなか口にしない食材ですが、高い栄養価を持つスーパーフードとして注目を集めています。鉄分を多く含むものも多いので、ぜひ日常的に取り入れたいもの。ごはんに混ぜて炊くのが、初心者でも取り入れやすい方法で、最近は便利な水煮パックが販売されたりもしているので、それを活用してみるのもいいと思います。

雑穀はゆでるのが少しだけ面倒ですが、淡泊な味わいなので他の素材ともなじみやすいし、プチプチとした食感も楽しい。ゆでたあとはしっかり水けをきって保存容器に入れれば、冷蔵庫で2日ほどもちますので、左ページのように、いろいろな料理に組み込んでみてください。

ゆでた雑穀を使って

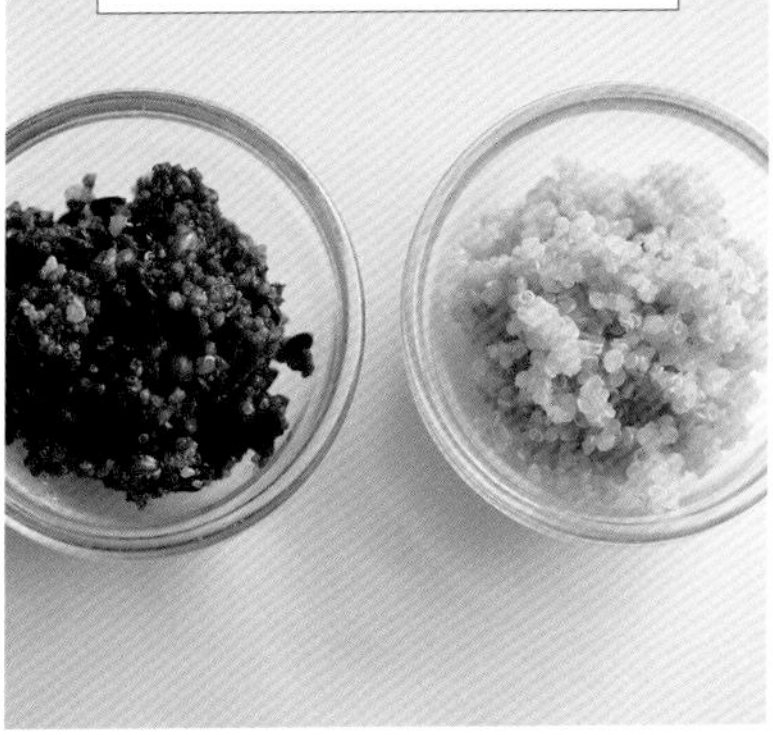

右がキヌア、左がきび、アマランサス、赤米などが混じった雑穀ミックス。雑穀類はだいたい12～13分でゆで上がるので、何かのついでにゆでておくと便利。

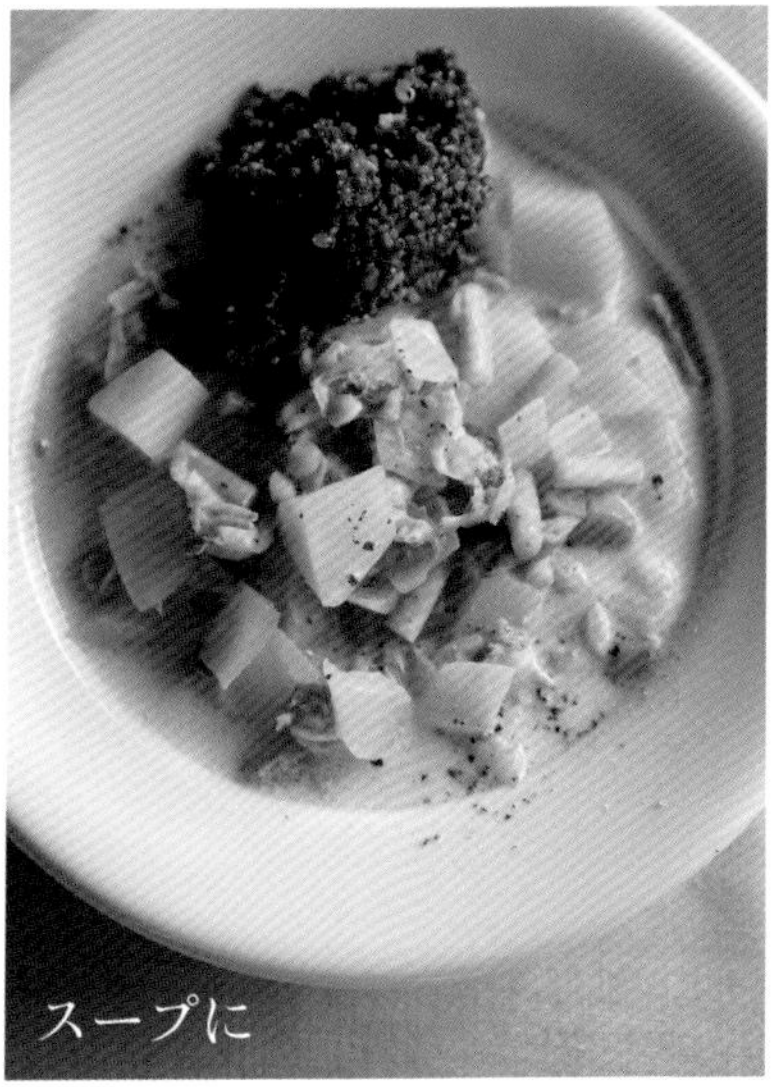

スープに

じゃがいも、玉ねぎ、にんじん、アスパラガス、あさりのチャウダーに、ゆで雑穀ミックスをたっぷり添えて。雑穀をくずしながら食べます。食べごたえがあるので、忙しい朝にも、ひと皿で満足なメニューです。

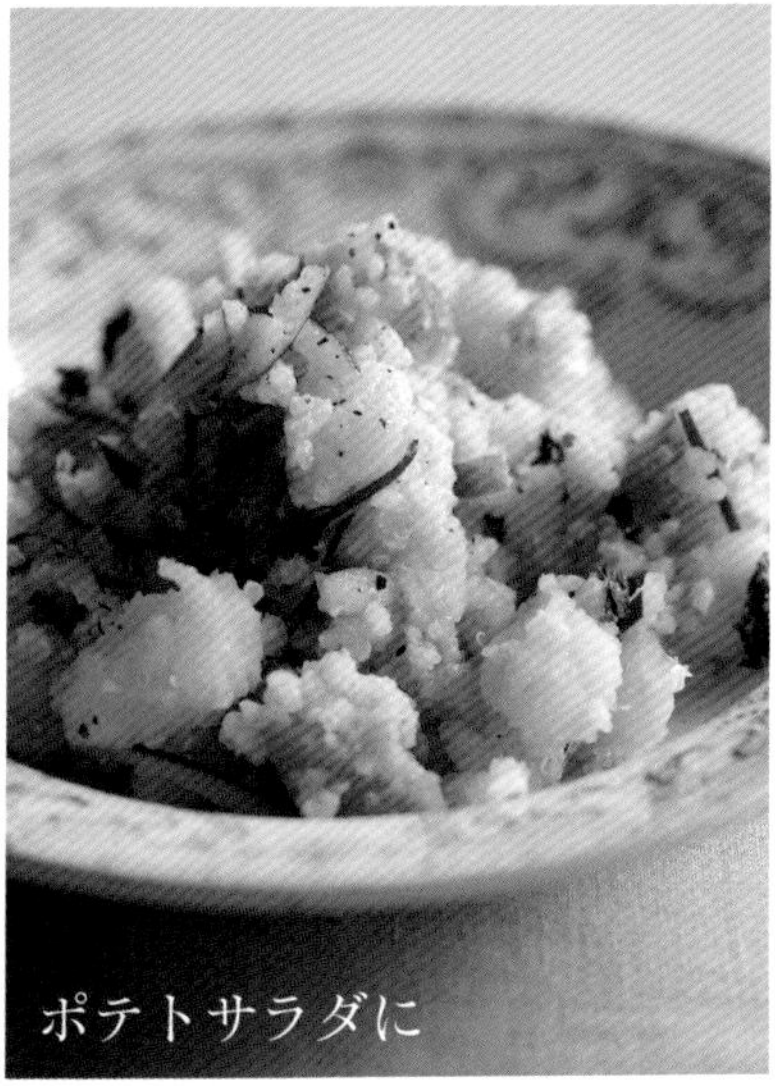

ポテトサラダに

蒸したじゃがいもとにんじんに、薄切りにした紫玉ねぎ、ゆでたキヌア、白ワインビネガー、塩、オリーブオイルを加えてあえます。単調になりがちなポテトサラダも、雑穀をプラスすれば、味わいに奥行きが生まれます。

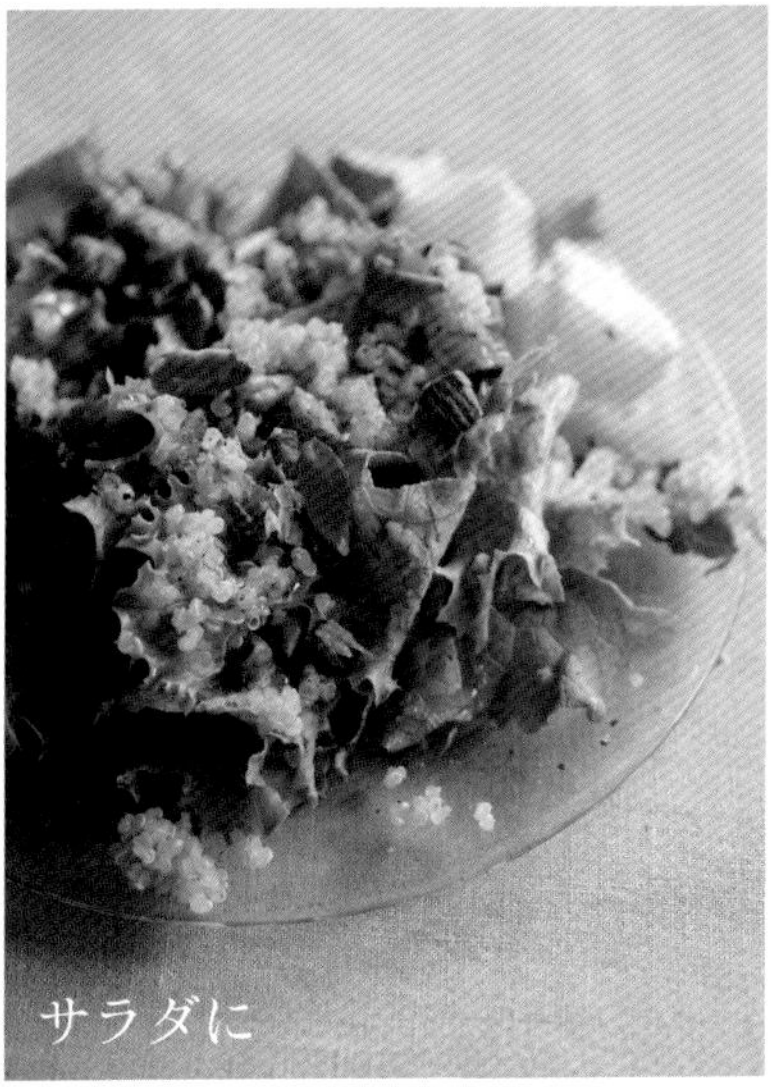

サラダに

手でちぎったリーフレタスに、くだいたアーモンド、ゆでたキヌアを加え、レモン汁、塩、オリーブオイルをかけただけ。食感担当のナッツと雑穀が加わると、葉野菜のサラダもぐっと食べごたえが増します。

スープ&鍋もの

おなかにやさしい鉄分

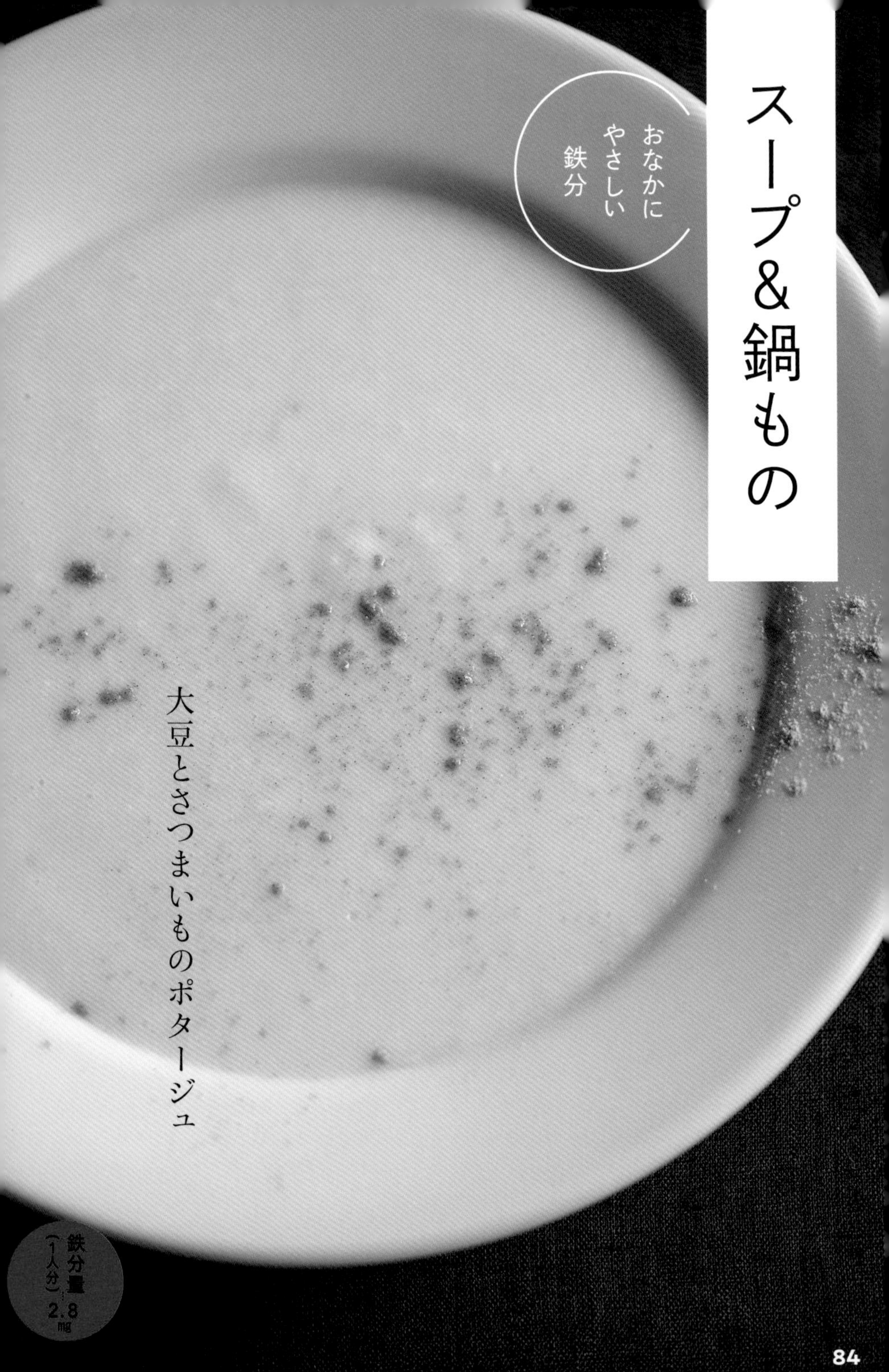

大豆とさつまいものポタージュ

鉄分量（1人分）2.8mg

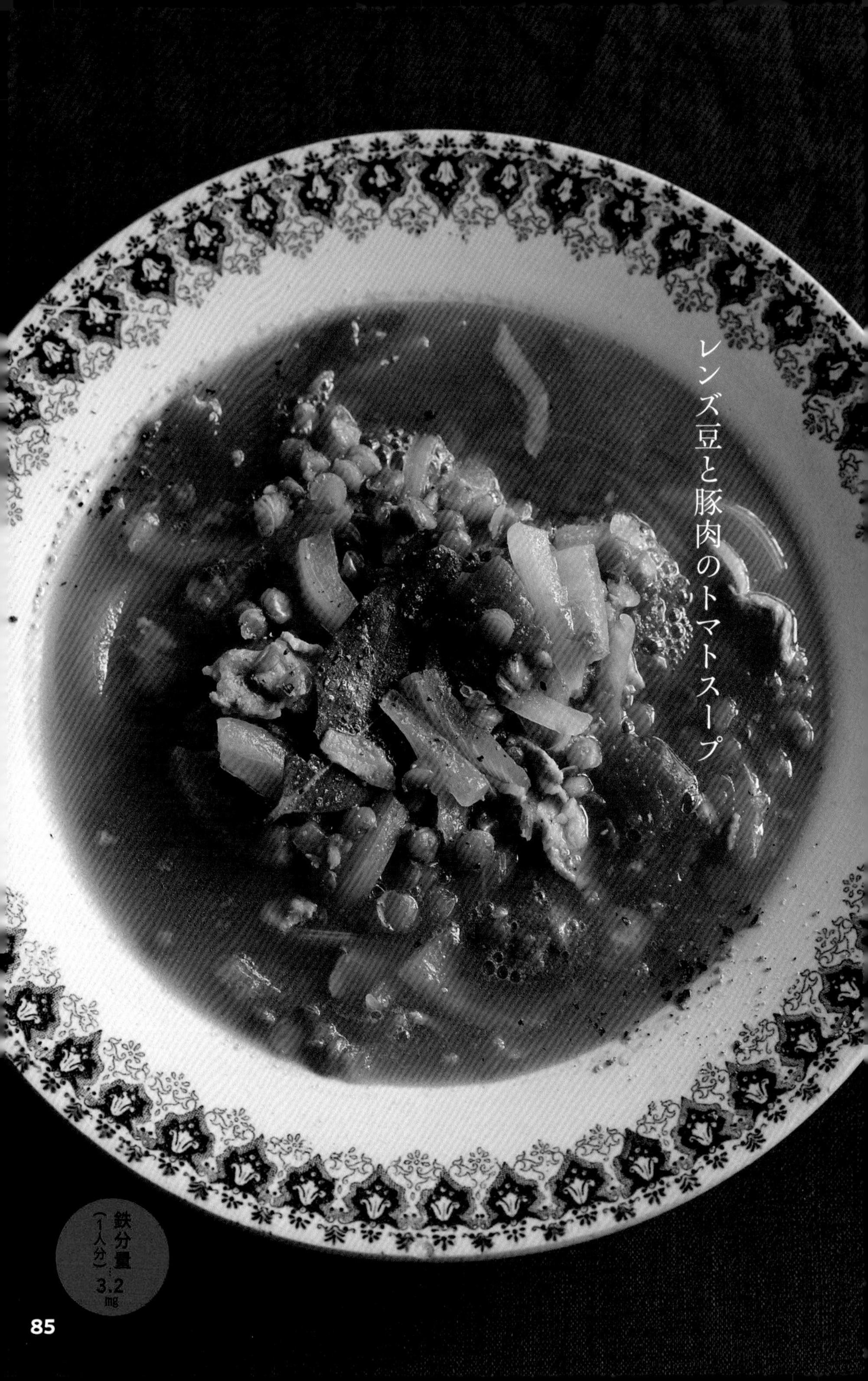

レンズ豆と豚肉のトマトスープ

鉄分量（1人分）…3.2mg

大豆とさつまいものポタージュ

大豆&豆乳で、たんぱく質をしっかりとれるポタージュです。
さつまいもの甘みがやさしく、寒い日の朝ごはんにもぴったり。

材料（2人分）

大豆（乾燥）	40g
さつまいも	150g
玉ねぎ	1/3個
オリーブオイル	小さじ2
A 白ワイン	50mℓ
A 水	200mℓ
豆乳	150mℓ
塩	小さじ1/2
カルダモンパウダー（あれば）	少々

① 大豆はさっと洗い、かぶるくらいの水（分量外）にひたしてひと晩おく。鍋に入れ、指でつぶせるくらいになるまで約30分煮る（またはもどし汁ごと圧力鍋に入れ、12分加熱する）。

② さつまいも、玉ねぎは皮をむき、1cm角に切る。

③ 鍋にオリーブオイルを入れて中火にかけ、②を入れて玉ねぎが透き通るまで炒める。①、**A**を加えて（ひたひたになるまで）ひと煮立ちさせ、アクを取る。

④ 弱火にして約8分煮て、火を止める。ハンドミキサーでなめらかになるまで攪拌し、鍋に戻す。豆乳、塩を加えて中火にかけ、沸騰直前で火を止める。

⑤ 器に盛り、カルダモンパウダーをふる。

レンズ豆と豚肉の
トマトスープ

水でもどす手間がいらないレンズ豆は、実は優秀な鉄分素材。
豚肉のうまみを豆が吸って、ボリュームがあるので腹もちもいいスープです。

材料（2人分）

豚ロース薄切り肉		120g
レンズ豆		60g
玉ねぎ		1/2個
トマト		1個（200g）
にんにく（みじん切り）		1片
オリーブオイル		小さじ2
A	ローリエ	1枚
	白ワイン	50mℓ
	水	250mℓ
塩		小さじ1/2
粗びき黒こしょう		少々

① レンズ豆はさっと洗って鍋に入れ、かぶるくらいの水を加えて中火にかける。煮立ったら弱めの中火にし、約12分ゆでてざるに上げる。

② 豚肉は1㎝四方に切る。玉ねぎは横半分に切って1㎝幅に切り、トマトは1㎝角に切る。

③ 鍋ににんにく、オリーブオイルを入れて中火にかけ、香りが立ったら豚肉を入れ、軽く焼き目がつくまで炒める。

④ 玉ねぎ、トマトを加えてさっと炒め、①、**A**を加えてひと煮立ちさせる。アクを取り、弱火にしてふたをし、約12分煮る。

⑤ 塩、こしょうで味を調える。

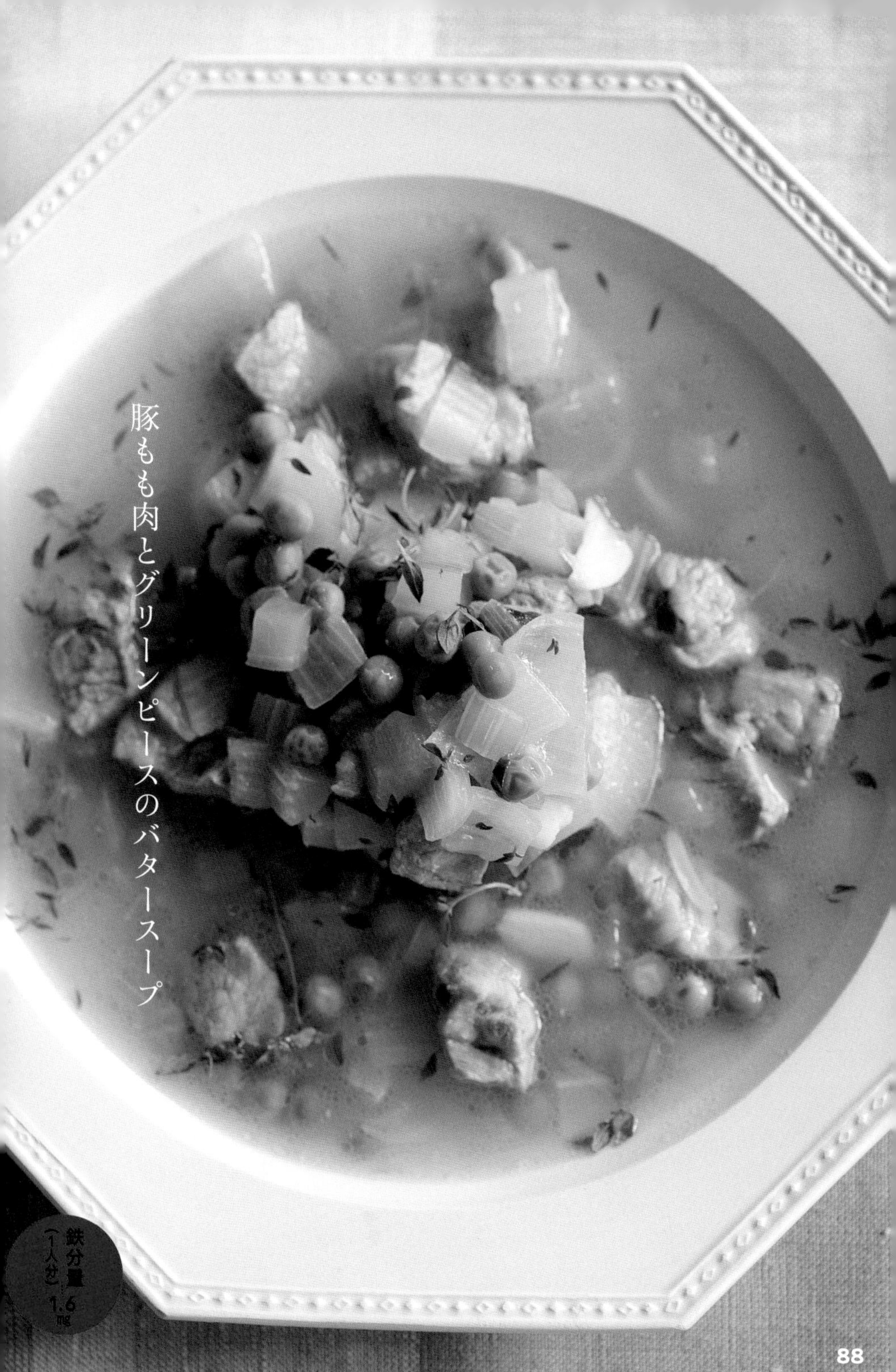

豚もも肉とグリーンピースのバタースープ

鉄分量（1人分）1.6mg

牛肉と豆苗のコチュジャンスープ

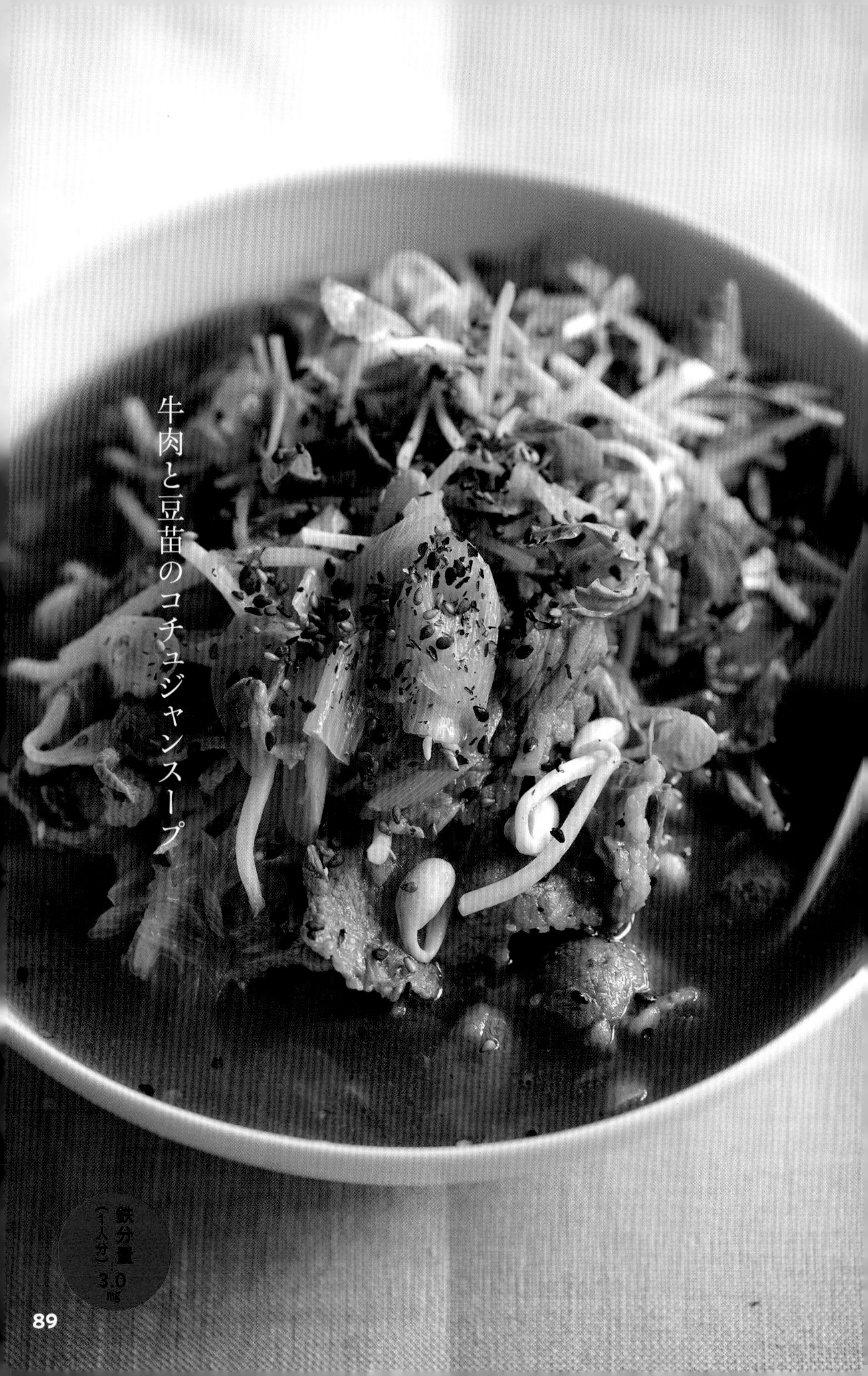

鉄分量（1人分）3.0mg

豚もも肉とグリーンピースのバタースープ

豚もも肉をコトコト煮て、うまみを引き出した滋味深いスープ。
脇役になりがちなグリーンピースをたっぷり入れています。

材料（2人分）

豚ももかたまり肉（またはとんカツ用ロース肉）	200g
玉ねぎ	1/2個
セロリ	1/3本
セロリの葉	2枚
グリーンピース（正味）	70g
にんにく（薄切り）	1片
オリーブオイル	小さじ2
A タイム	4本
A 白ワイン	大さじ2
A 水	400mℓ
塩	小さじ1/2
バター	10g

① 豚肉、玉ねぎ、セロリは2cm角に切る。

② 鍋ににんにく、オリーブオイルを入れて中火にかける。香りが立ったら①を入れ、豚肉に軽く焼き目がつくまで炒める。

③ セロリの葉、**A**を加えてひと煮立ちさせる。アクを取り、弱火にしてふたをし、約12分煮る。

④ グリーンピースを加えてさらに約10分煮て、塩で味を調える。

⑤ 器に盛り（セロリの葉は取り除く）、バターをのせ、タイム少々（分量外）を散らす。

おすすめ素材

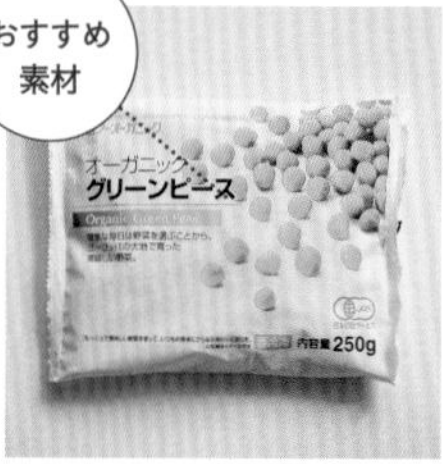

グリーンピース

冷凍ものも手に入りやすいグリーンピースは栄養価が高く、スープに、炒めものにと、ストックしておくと便利な素材。植物性たんぱく質のほか、ビタミンCや鉄分、亜鉛なども豊富です。

牛肉と豆苗の
コチュジャンスープ

カルシウムや鉄分が多い、いりこだしを活用した韓国風スープ。
豆苗と豆もやしのシャキシャキした食感が楽しい一品です。

材料（2人分）

牛もも肉（しゃぶしゃぶ用）	150g
長ねぎ	1/3本
豆もやし	1/2袋
豆苗	1/2袋
にんにく（せん切り）	1片
しょうが（せん切り）	1片
ごま油	小さじ2

A	いりこだし（※）	350mℓ
	紹興酒	50mℓ
	黒酢	大さじ1
B	コチュジャン	小さじ1
	しょうゆ	大さじ1
	塩	小さじ1/5
	黒いりごま	小さじ2

※いりこだしのとり方は22ページ参照。

① 長ねぎは斜め薄切りにする。豆もやしはひげ根を取る。豆苗は2cm長さに切る。

② 鍋ににんにく、しょうが、ごま油を入れ、中火にかける。香りが立ったら牛肉、長ねぎを入れてさっと炒める。

③ **A**を加えてひと煮立ちさせ、アクを取る。**B**を加えてなじませ、豆もやし、豆苗を加え、ひと煮立ちさせる。

④ 器に盛り、黒ごまをふる。

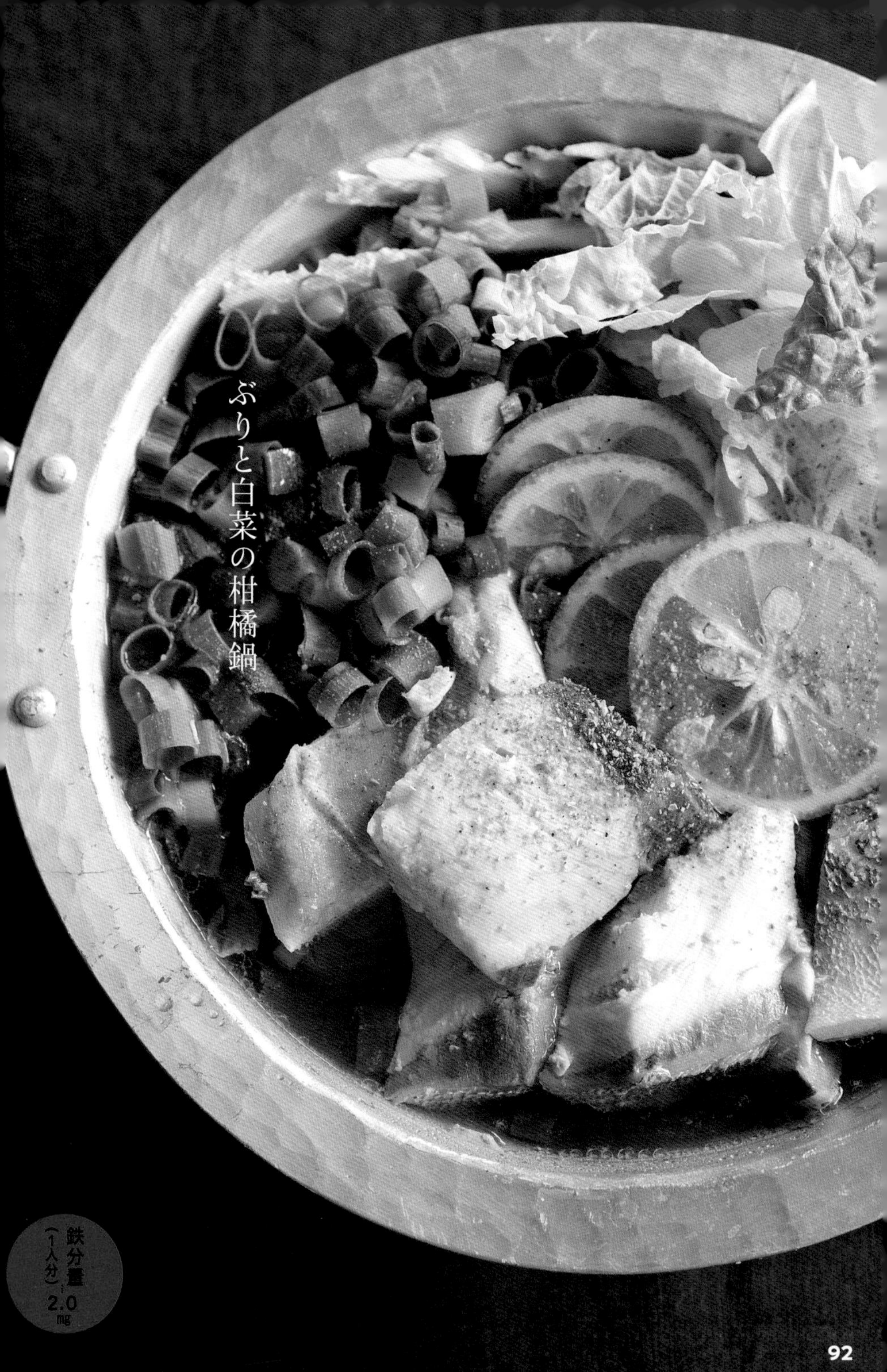

ぶりと白菜の柑橘鍋

鉄分量（1人分）：2.0mg

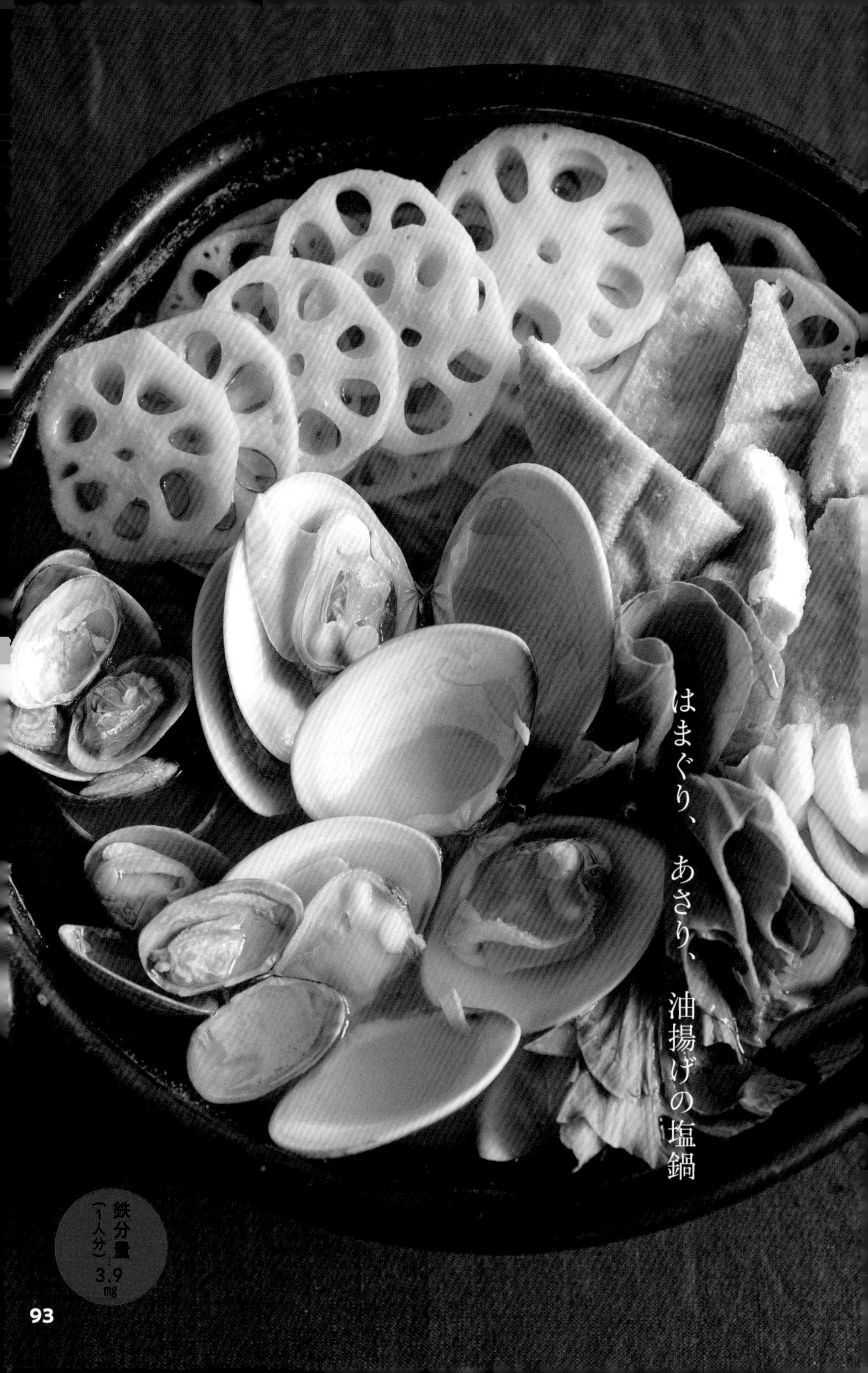

はまぐり、あさり、油揚げの塩鍋

鉄分量（1人分）3.9mg

ぶりと白菜の
柑橘《かんきつ》鍋

鉄分素材のぶりと、ビタミンC素材の白菜＆九条ねぎを、
柑橘の酸味でさっぱりと。
ぶりに塩をふってくさみを抜いてから煮ると、すっきりした味わいに。

材料（2人分）

ぶり		2切れ
白菜		1/8個
九条ねぎ		4本
かぼす（薄切り／すだち、レモンなどでも可）		1個
かぼす果汁（すだち、レモンなどでも可）		1個分
塩		小さじ1/3
A	昆布	5cm角×1枚
	酒	80mℓ
	しょうゆ	大さじ2
	水	350mℓ
粉山椒		少々

① ぶりは塩をふって約10分おき、出てきた水けをペーパータオルで拭き、3〜4等分に切る。

② 白菜は長さを半分に切り、縦に1cm幅に切る。

③ 鍋に**A**を入れ、中火にかける。煮立ったら①を入れ、ひと煮立ちさせてアクを取る。

④ 弱めの中火にし、②を加えて3〜4分煮る。小口切りにした九条ねぎを加えてさっと煮て、食べる直前にかぼすの薄切り、果汁を加え、粉山椒をふる。

はまぐり、あさり、油揚げの塩鍋

鉄分を多く含む貝類はいいだしが出るので、
鍋やスープに積極的に活用したいもの。
鍋のしめは、にゅうめんにするのがおすすめです。

材料（2人分）

	はまぐり（砂抜きしたもの※）	6個
	あさり（砂抜きしたもの※）	200g
	れんこん	150g
	油揚げ	1枚
	チンゲンサイ	2株
A	昆布	5㎝角×1枚
	酒	80㎖
	水	350㎖
	柚子こしょう	適量

※砂抜きの方法は67ページ参照。

① れんこんは皮をむき、2㎜厚さの輪切りにする。油揚げは熱湯をまわしかけて油抜きをし、三角形に切る。チンゲンサイは4〜5等分に切る。

② 鍋にれんこん、**A**を入れて中火にかける。煮立ったら貝類、油揚げを加えてひと煮立ちさせ、アクを取る。弱めの中火にし、ふたをして貝の口が開くまで3〜4分煮る。

③ チンゲンサイを加えてさっと煮る。柚子こしょうを添えて食べる。

コラム

鉄分不足の特効薬、レバー

くさみをしっかり取るのがおいしく食べる秘訣

「鉄分不足にはレバー」。よく聞かれるフレーズですが、苦手な人も多い食材です。実はわが家の息子も、レバー嫌いなのですが、ペーストにするとパンにつけて食べてくれるので、ときどき作るようにしています。

　苦手の原因は、やはりあの独特なくさみではないでしょうか。においを抑えるためには、少し面倒かもしれませんが、やはりていねいな下処理をすることと、香味野菜やハーブ、スパイスなど、香り素材と組み合わせて料理することがポイントです。やわらかな食感が苦手だという人は、なめらかなペーストにするか、揚げものにして（40ページ参照）カリッとした食感に変化させてみると、ぐっと食べやすくなると思います。

レバーの下処理

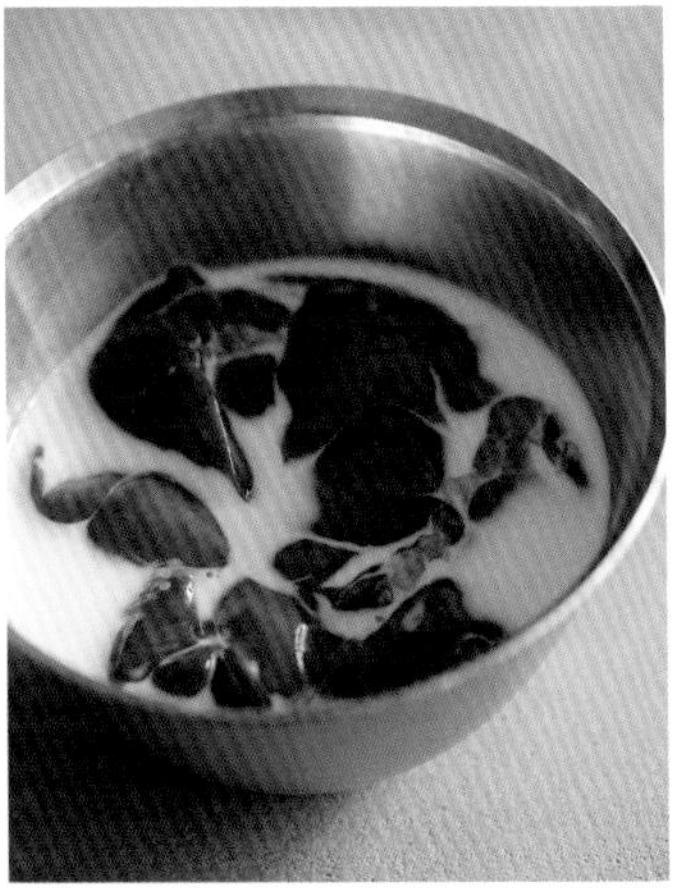

レバーは食べやすい大きさに切ったあと、バットやボウルに入れ、かぶるくらいの牛乳を注ぎ、豚や牛レバーは30分、鶏レバーは15分ほどひたしておく。牛乳に含まれる成分が、レバーのにおいを吸着してくれます。

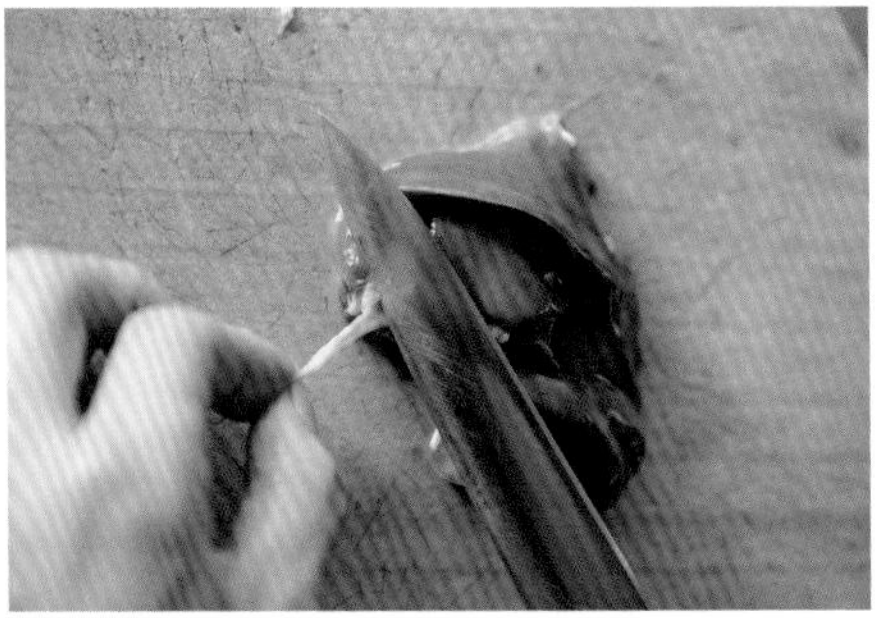

牛乳を捨て、ペーパータオルで水けをしっかり拭く。包丁で白い筋や脂肪部分をていねいに取り除き、流水で洗い、水けをしっかり拭いて、下処理は完了。

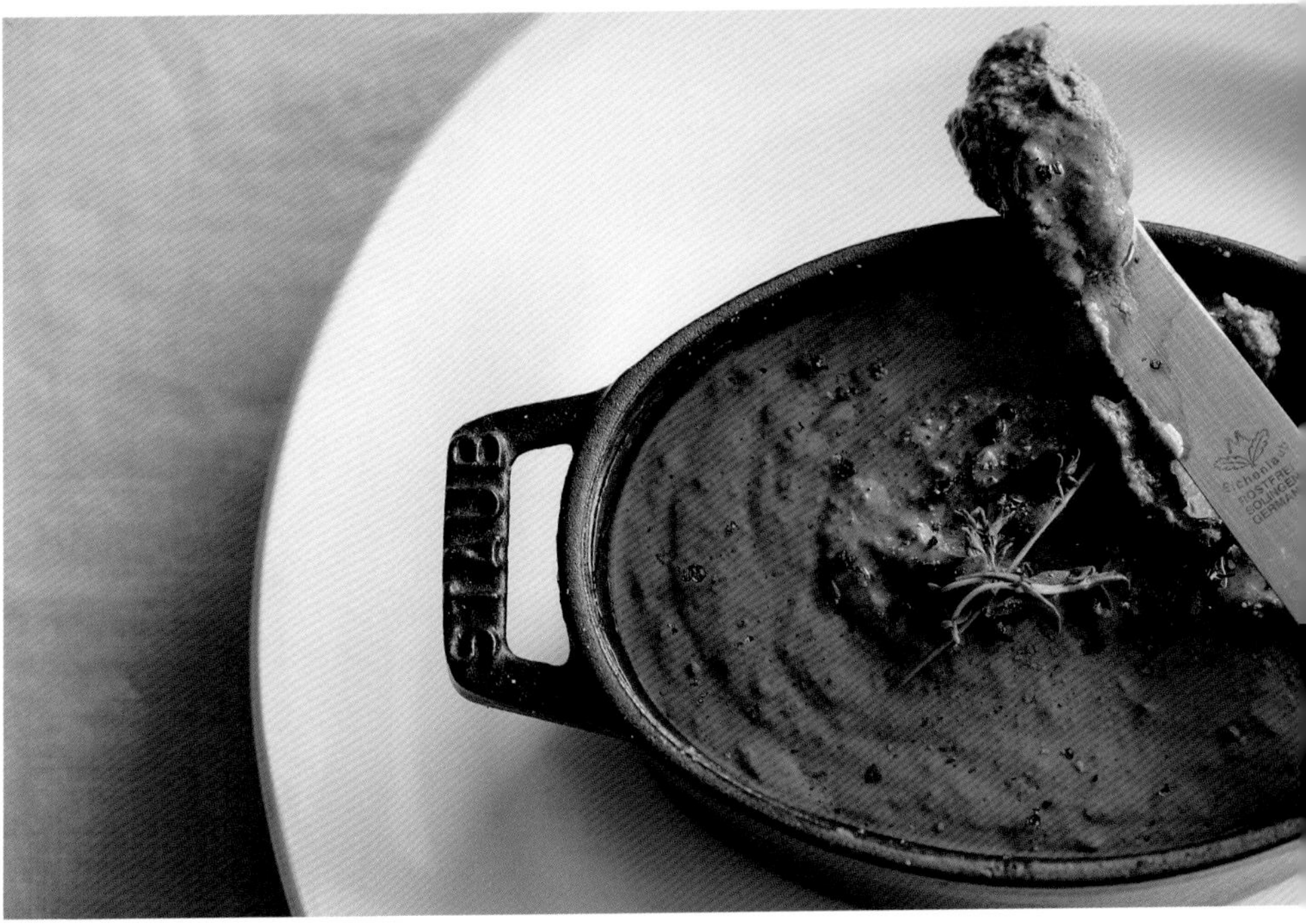

鶏レバーペースト

クリーミーなペーストは、パスタやゆで野菜にもよく合います。
玉ねぎとセロリが入り、コクがあるけどみずみずしく食べやすい味わい。

材料（2人分）

- 鶏レバー……300g
- 玉ねぎ……1/3個
- セロリ……1/3本
- **A**
  - にんにく（みじん切り）……1片
  - ローリエ……1枚
  - タイム……4本
  - セロリの葉……2枚
  - 赤ワイン……150mℓ
- 牛乳……適量
- バター（食塩不使用）……70g
- 塩……小さじ1
- 粗びき黒こしょう……少々

① レバーは牛乳に約15分ほどひたし、筋などを取り除き、流水で洗って水けを拭く。玉ねぎ、セロリはみじん切りにする。

② 鍋に①、**A**を入れて中火にかける。煮立ったら弱火にし、アクを取ってときどき混ぜながら、約15分煮る。

③ 火を止め、温かいうちにバターを加えて溶かす。ローリエとセロリの葉、タイムを取り除き、ミキサーなどでなめらかになるまで攪拌し、塩、こしょうで味を調える。保存するときは表面をオリーブオイルで覆うとよい。

常備菜&ふりかけ

手軽にとれる鉄分

くるみとじゃこの甘辛煮

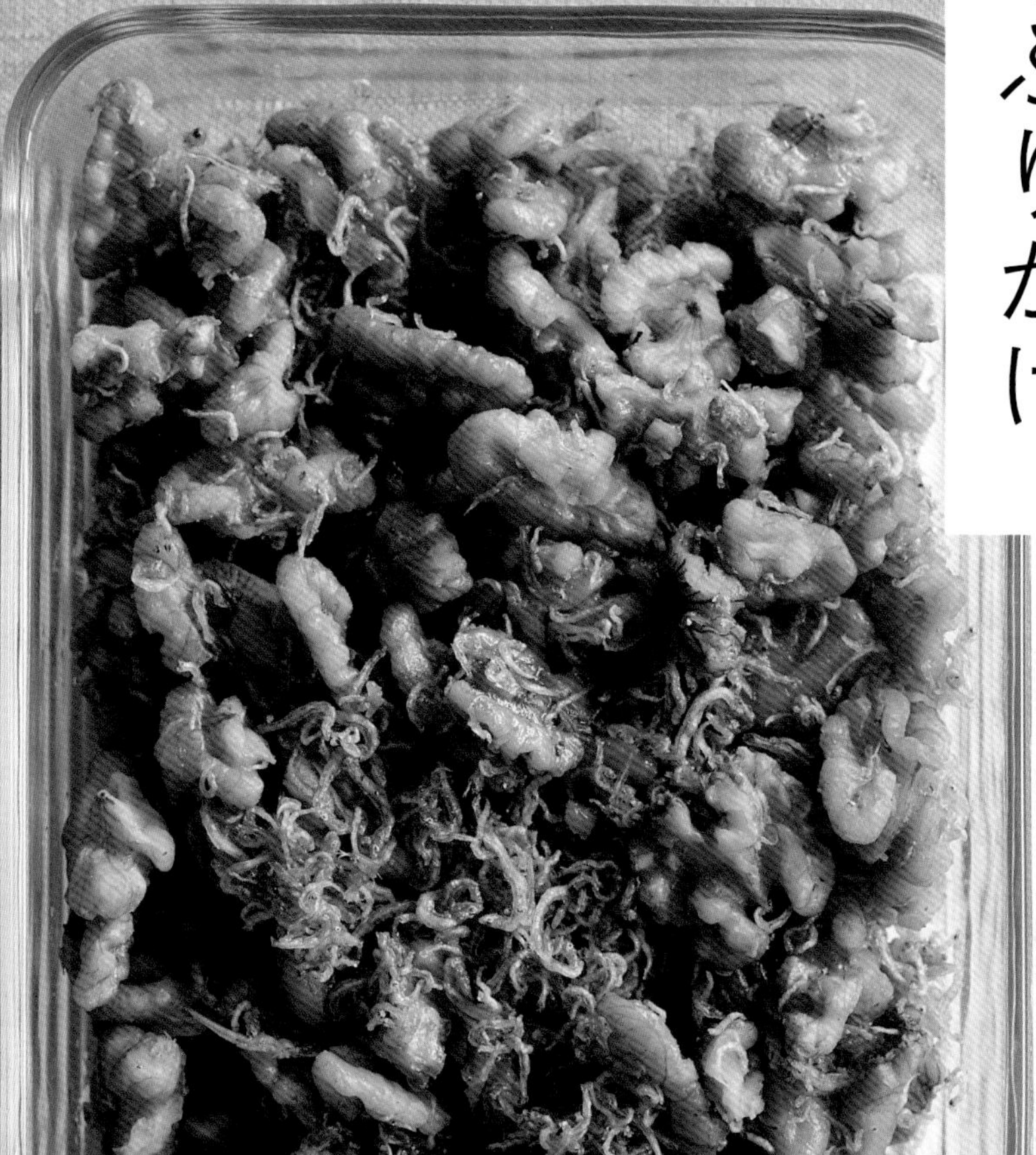

鉄分量（全量）：2.3mg

きくらげのしょうゆ漬け

鉄分量（全量）0.4mg

なまりぶしと梅の佃煮

鉄分量（全量）9.2mg

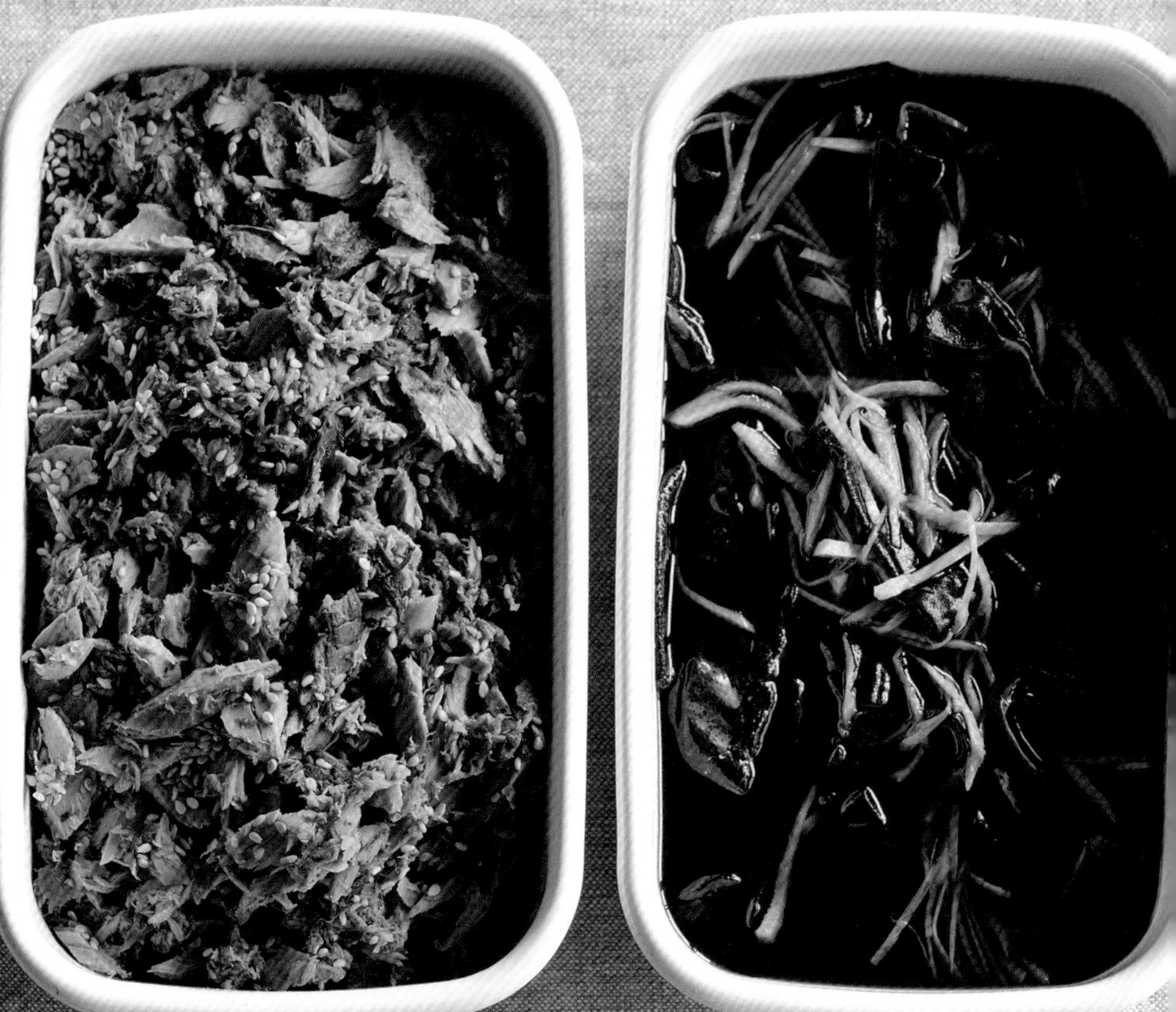

くるみとじゃこの甘辛煮

おなじみ「ちりめん山椒」の山椒の代わりに、
くるみが入ったイメージです。
カリカリとした歯ごたえが楽しくて、ごはんも進みます。

材料（作りやすい分量）

	くるみ	80g
	ちりめんじゃこ	30g
A	酒	大さじ1
	みりん	大さじ2
	しょうゆ	大さじ1と½

① フライパンを中火にかけ、くるみ、ちりめんじゃこを入れ、焦がさないように軽く色づくまでいる。
② **A**を加え、汁けがなくなるまでからめながら炒める。

※冷蔵庫で2週間保存可能。

なまりぶしと梅の佃煮

鉄分補給の切り札といわれている「なまりぶし」に、梅干しやしょうがなどを加えて食べやすいふりかけに。しっかり焼きつけ、香ばしく仕上げます。

材料（作りやすい分量）

	なまりぶし	150g
	しょうが（せん切り）	1片
	ごま油	大さじ1
A	梅干し	2個
A	酒	50mℓ
A	みりん	大さじ1
	しょうゆ	大さじ1と½
	白いりごま	大さじ2

① フライパンにごま油、しょうがを入れて中火にかけ、香りが立ったらなまりぶしを加え、表面に焼き目をつける。

② Aを加え、なまりぶし、梅干しをくずしながら汁けがなくなるまで炒める。しょうゆを加えてなじませ、白いりごまを混ぜる。

※冷蔵庫で2週間保存可能。

きくらげのしょうゆ漬け

薬膳素材としても有名なきくらげは鉄分をはじめとしたミネラルが豊富。ごはんのお供はもちろん、あえものや麺のトッピングにも。

材料（作りやすい分量）

	生きくらげ	6枚
	しょうが（せん切り）	2片
	酒	大さじ1
A	酒	大さじ1
A	みりん	大さじ2
A	しょうゆ	大さじ2
A	昆布	3cm角×1枚
A	水	50mℓ

① きくらげは石づきを取り、酒を加えた湯で約2分ゆでてざるに上げる。水けをきり、2cm幅に切る。

② 小鍋にAを入れて中火にかけ、ひと煮立ちさせる。①、しょうがをバットに入れて漬け汁を注ぎ、そのまま冷ます。

※冷蔵庫で2週間保存可能。

おすすめ素材

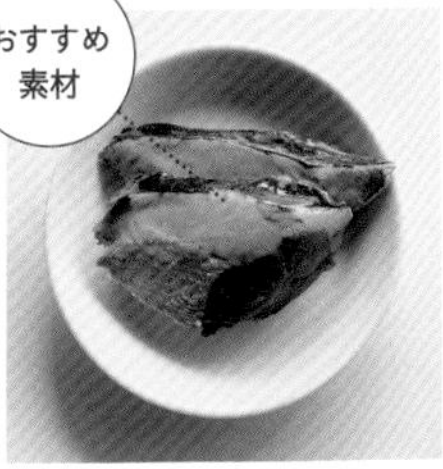

なまりぶし

蒸したりゆでたりしたかつおの身を干した加工品のことで、かつおぶしの製造過程で作られます。煮ものや炒めものに加えて使え、鉄分のほか、ビタミンB群も豊富です。

桜えびとごま、青のり、おかかのふりかけ

鉄分量（全量）7.0㎎

カシューナッツとごま、クミンのふりかけ

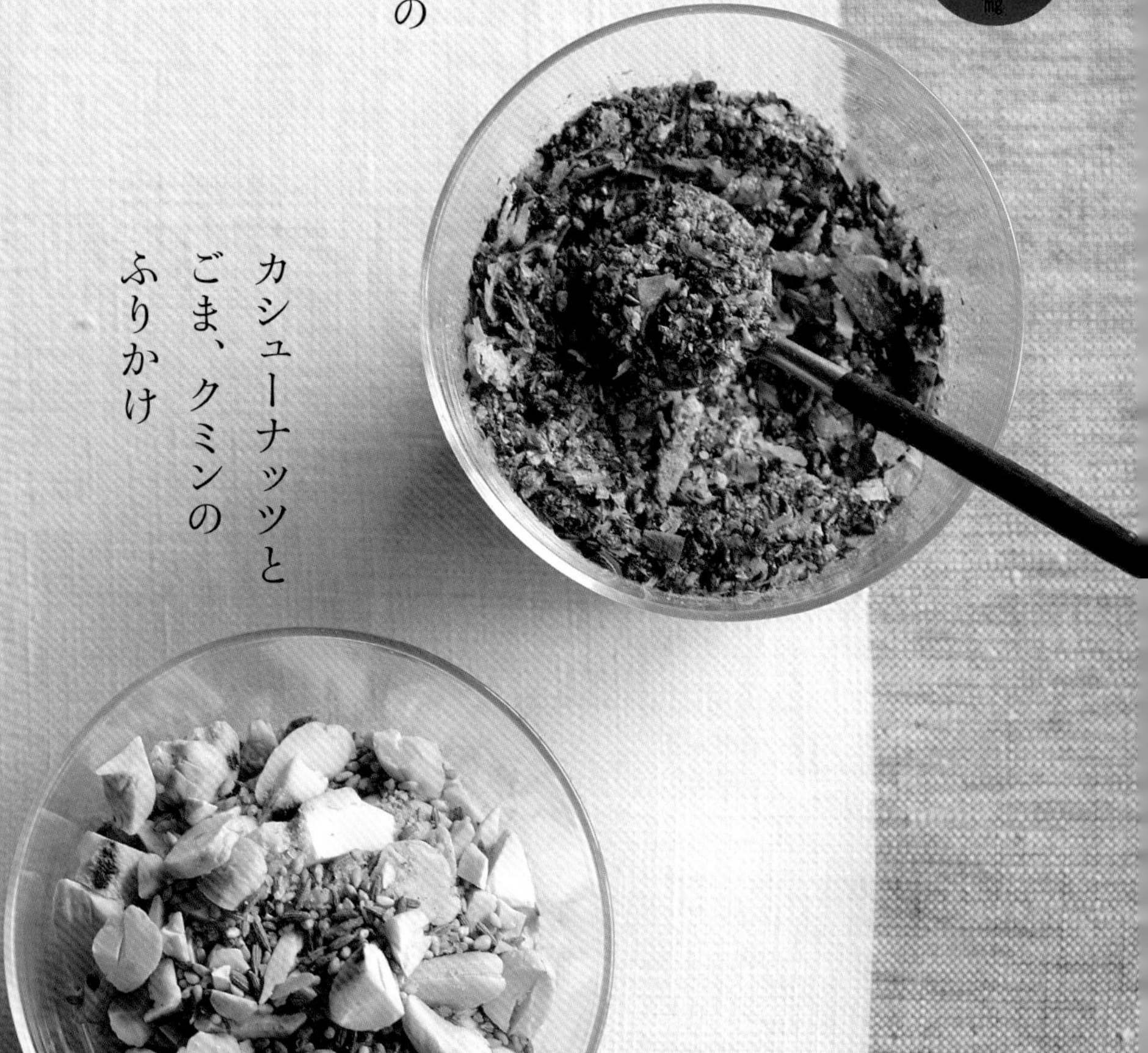

鉄分量（全量）4.7㎎

ココアとプルーンのペースト

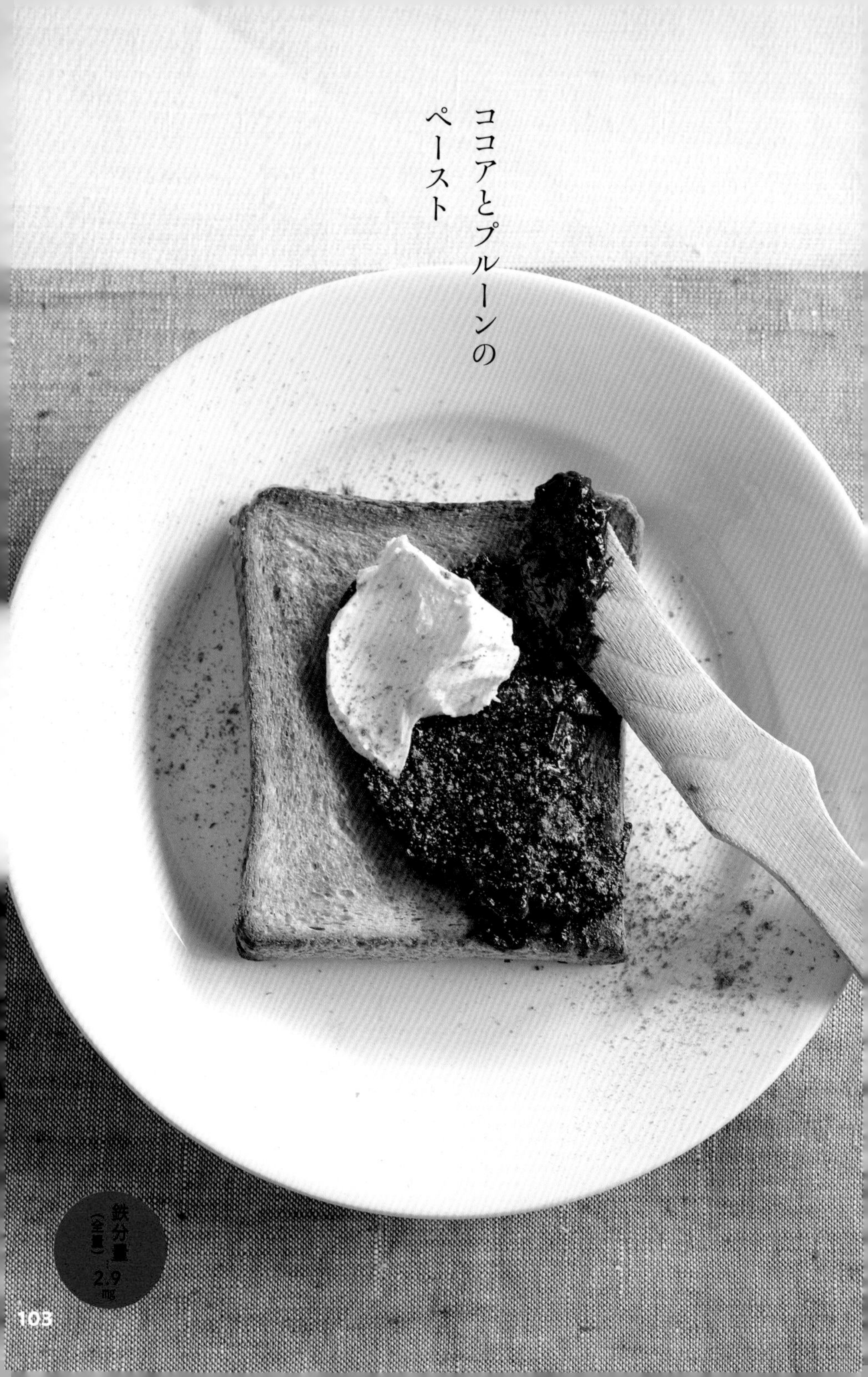

鉄分量（全量）2.9mg

カシューナッツとごま、クミンのふりかけ

ナッツとスパイスの風味がきいた
エスニックふりかけ。
サラダや麺類にふりかけたり
卵焼きに入れたり。
ゆで豚やゆで鶏に添えるのもおすすめ。

材料（作りやすい分量）

カシューナッツ	60g
白いりごま	大さじ3
クミンシード	大さじ1と½
塩	小さじ½

フライパンにすべての材料を入れて弱めの中火にかける。カシューナッツを焦がさないように、軽く色づくまでいる。

※常温で約3週間保存可能。

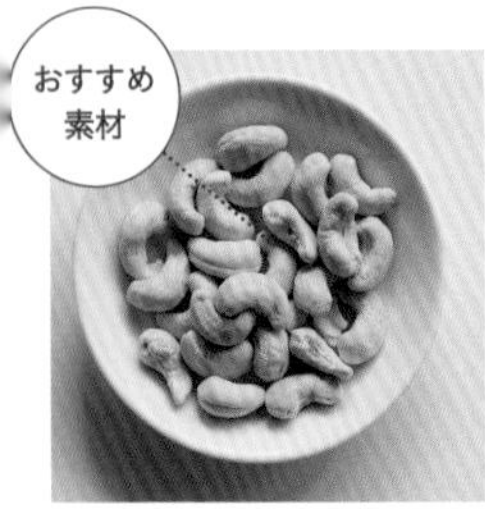

カシューナッツ

中華料理にもよく使われるカシューナッツ。鉄や亜鉛などのミネラルや、ビタミンB1などのビタミン類が豊富で、高い美容効果・健康効果で注目されています。

桜えびとごま、青のり、おかかのふりかけ

日本人が好きな
えび・かつおぶし・青のりの組み合わせ。
おむすびはもちろん、汁ものにふったり、
野菜をあえたりしてもおいしい。

材料（作りやすい分量）

	桜えび	20g
A	かつお削りぶし	10g
A	黒いりごま	大さじ2
B	青のり	大さじ2
B	塩	小さじ½

① フライパンに桜えびを入れて弱めの中火にかけ、桜えびがカラッとするまでからいりする。

② すり鉢に①を入れて粗めにすり、**A**を加え、さらにする。

③ 全体がなじんだら、**B**を加えて混ぜる。

※冷蔵庫で3週間保存可能。

桜えび

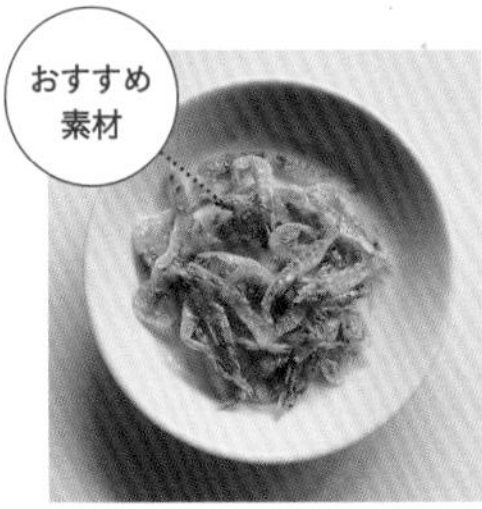

頭からしっぽまでまるごと食べられる桜えびは、カルシウム素材で有名ですが、ビタミンB群や葉酸、鉄や亜鉛などのミネラル類も豊富。トッピング食材として常備したいもの。

ココアとプルーンのペースト

もったりとした味わいのプルーンは、
香ばしいココアが入ることで洗練された味わいに。
パンに塗るほか、ヨーグルトに入れたり、豚肉に添えたりしてどうぞ。

材料（作りやすい分量）

ココア	大さじ2
ドライプルーン（種なし）	100g
メープルシロップ	大さじ2
水	100mℓ

① 鍋にすべての材料を入れ、弱めの中火にかける。煮立ったらアクを取り、プルーンがやわらかくなるまで約8分煮る。

② フードプロセッサーなどで、なめらかになるまで攪拌する。

※冷蔵庫で1週間保存可能。サワークリームとともに焼いたパンに塗って、シナモンパウダーをふる。

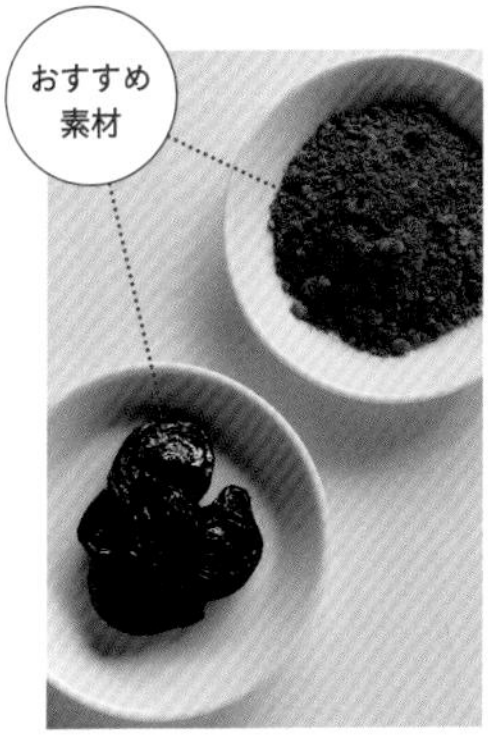

ココア・ドライプルーン

どちらもアンチエイジング素材のポリフェノールが豊富で、鉄分素材としても知られています。ココアは嗜好飲料の中でも栄養価が高く、ビタミンB群やミネラルもたっぷり。プルーンはドライにすると、さらに栄養価がアップします。

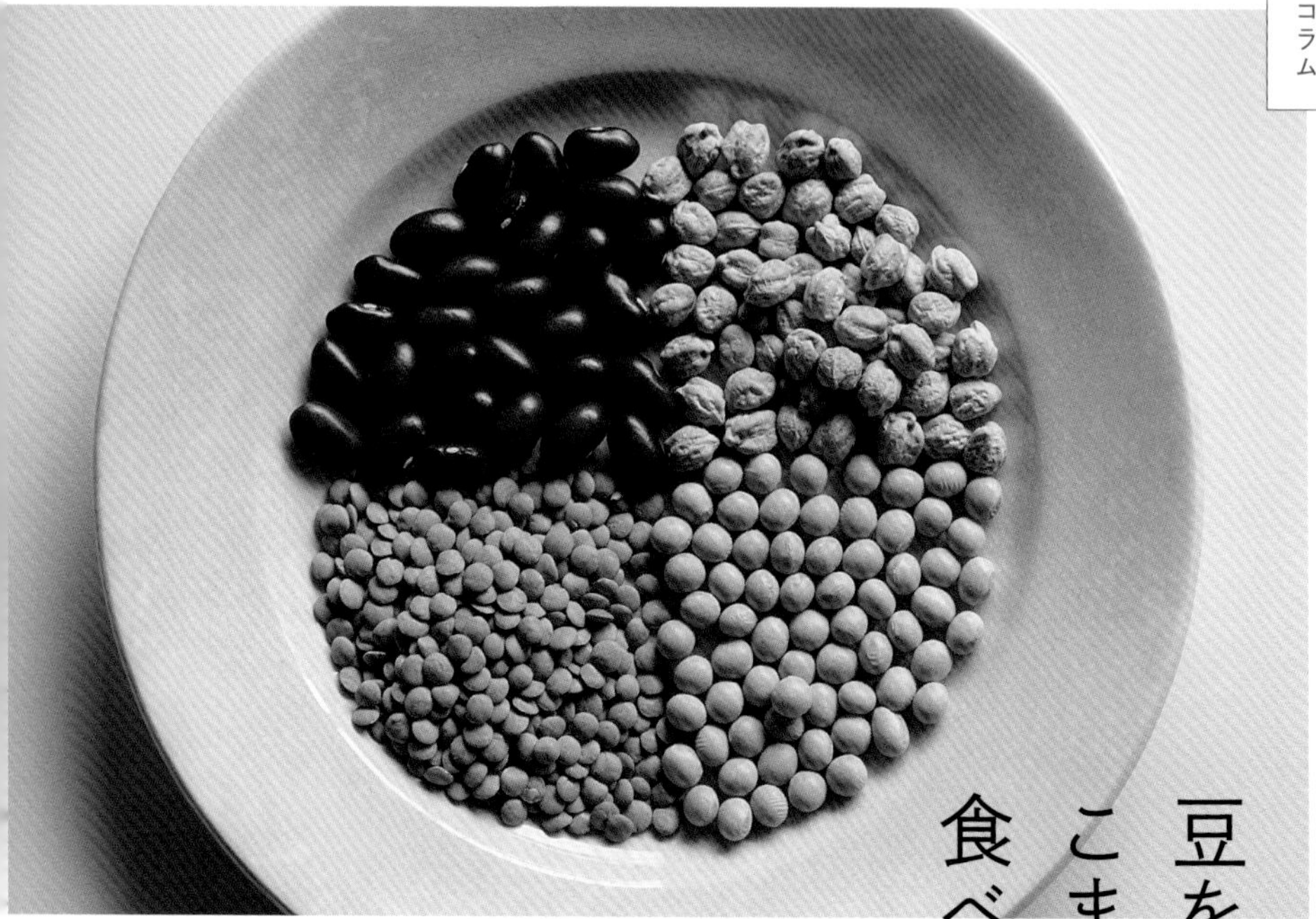

豆をこまめに食べましょう

鉄分をしっかりとりたい人におすすめなのは、大豆（右下）、レンズ豆（左下）、ひよこ豆（右上）、金時豆（左上）など。乾物の豆は時間がたつにつれ水分が抜け、煮るのに時間がかかってしまうので、収穫から1年以内に食べ切るようにしましょう。

乾物は1袋まるごとゆでて、冷蔵・冷凍保存を

雑穀と同じく、豆類も気をつけていないと、つい忘れがちな食材。けれど、豆類は鉄分そのものだけでなく、鉄分の吸収を高めるたんぱく質や、造血作用のある葉酸やビタミンB_6が含まれていたりと、貧血対策にかなり役立つ食材。日々の食事に使わない手はありません。

乾物なのでストックしておきやすいし、今は水煮缶やドライパックなどいろいろな種類が販売されています。私は乾物を買うと、1袋まるごとゆでてしまい、冷蔵庫や冷凍庫に保存しておくようにしています。

ボリュームがあって腹もちがいいので、「ちょっと何か足りないかな?」というときに、豆の水煮があると便利。さまざまなおかずに活用できます。

豆の水煮を使って

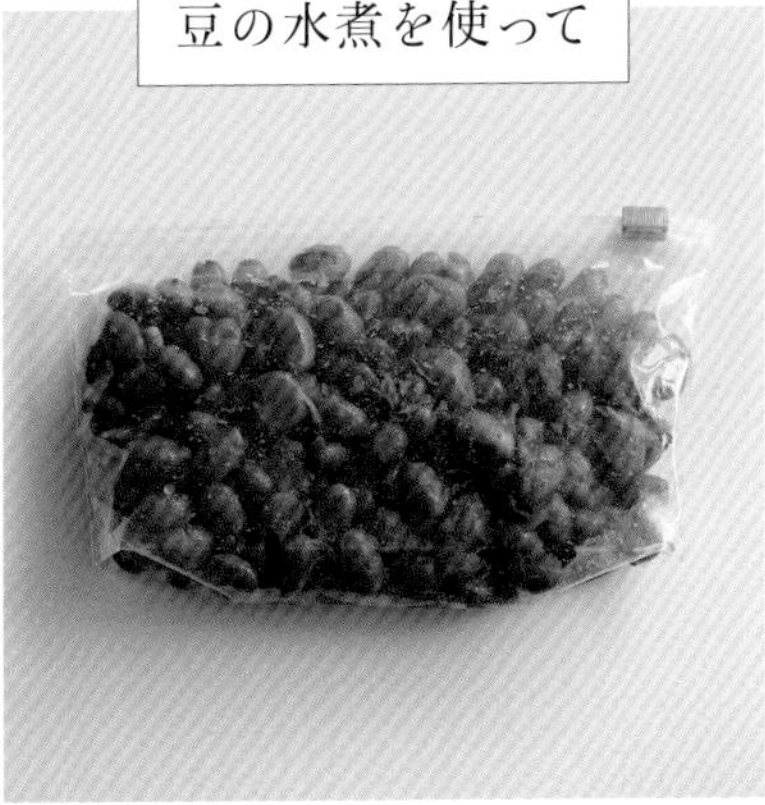

煮汁をしっかりきってチャックつきの保存袋に入れ、冷蔵庫で2日、冷凍庫で1か月保存可能。冷凍するときは、1回に食べきれる量を小分けにしておくと便利。

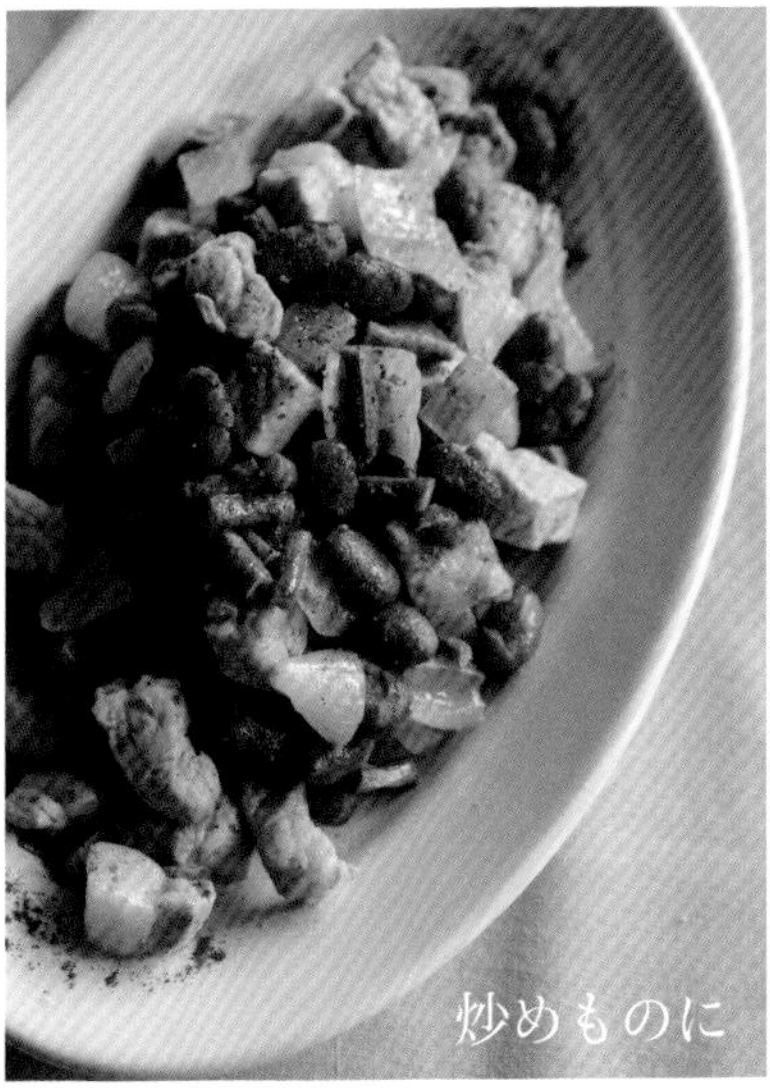

コロコロサイズに切った豚ロース厚切り肉、さやいんげん、玉ねぎに、金時豆の水煮を炒め合わせて。塩とアクセントのチリパウダーの味付けだけでも十分おいしい。炒めものに豆を追加すると、ボリュームアップして一品でも大満足です。

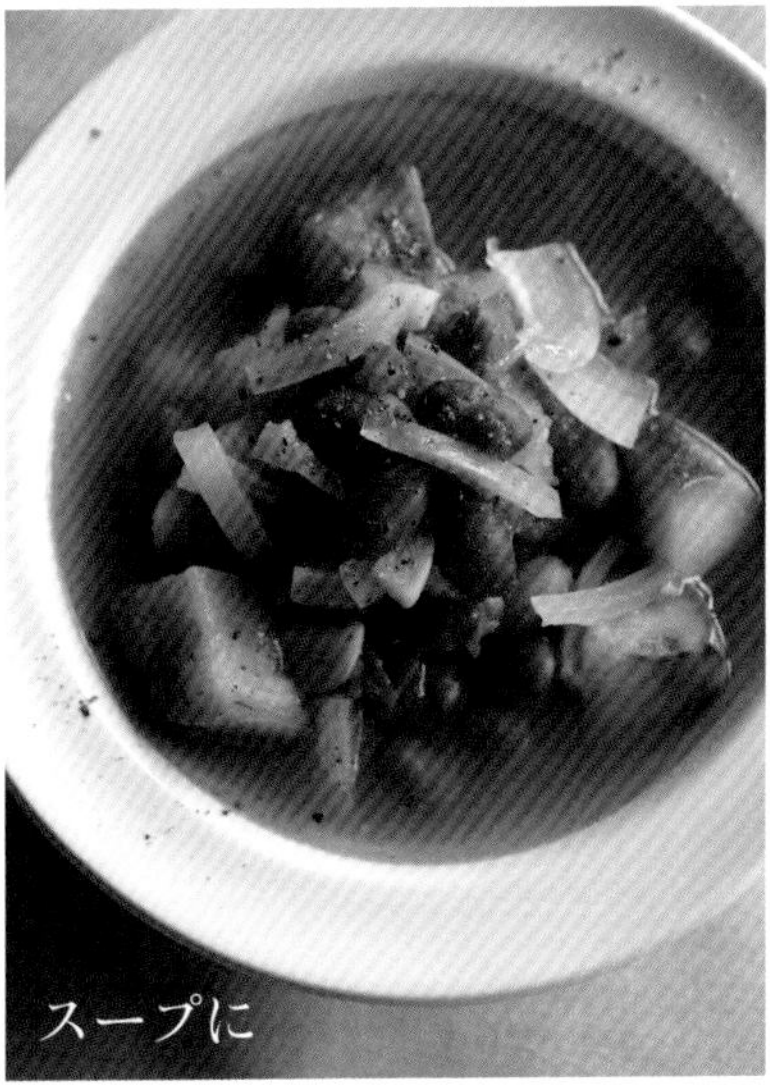

なす、玉ねぎ、トマトのシンプルなスープに、金時豆の水煮を追加しました。仕上げに粗びき黒こしょうをたっぷりふって。スープに豆を入れると、豆のでんぷん質が溶け出し、とろみがついておいしくなる効果も。

鉄分対談

鉄分って どうして 必要ですか？

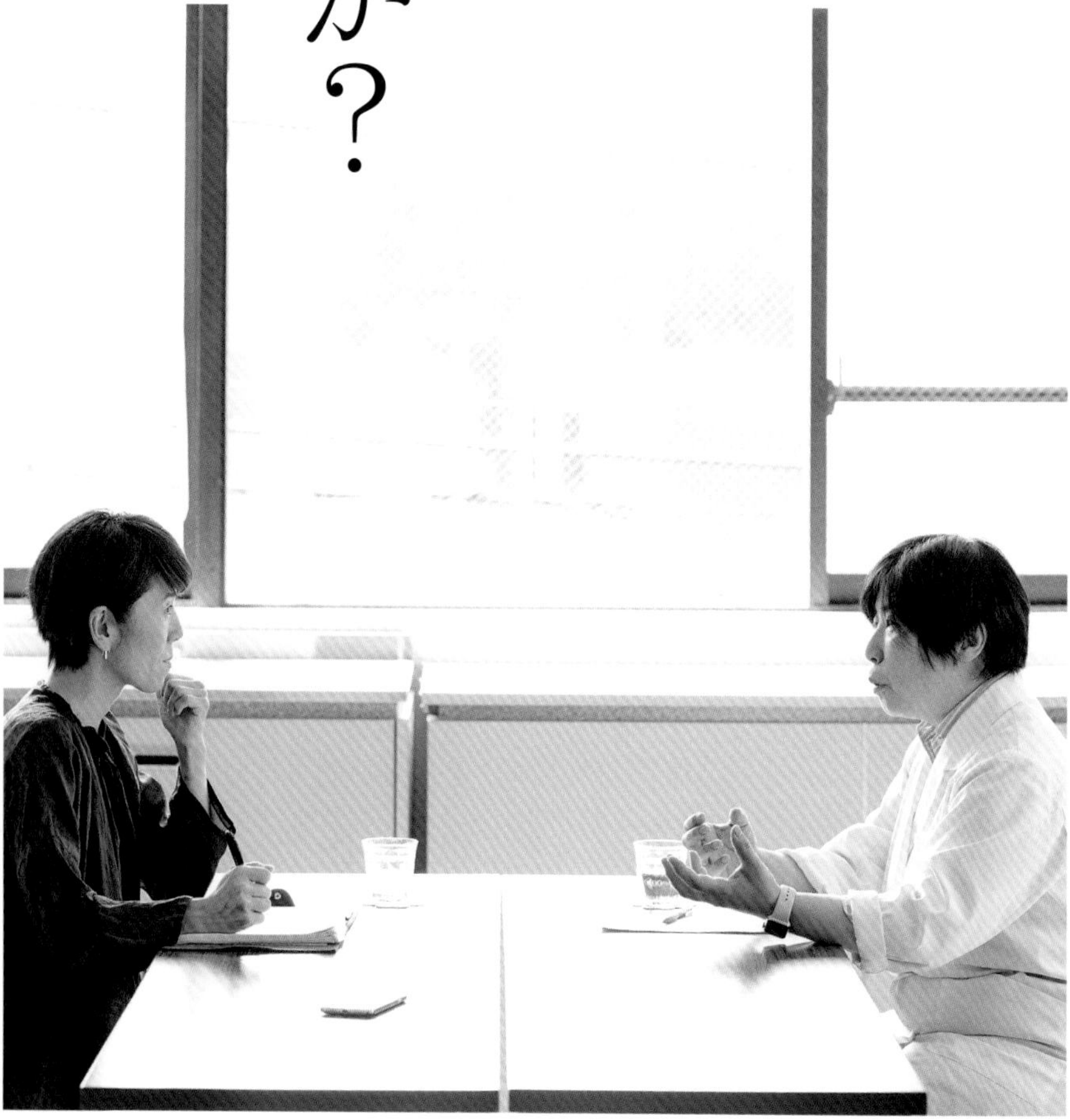

人間ドックで「貧血に注意」と診断されてから
気にして鉄分素材を食べるようにしていますが
そもそも不足すると、どんな不具合が出るのでしょう？
女子栄養大学 栄養クリニック教授の蒲池桂子さんに
鉄分の大切さと、日常の中に無理なく取り入れる方法を
教わってきました。

ワタナベさん（以下W）：人間ドックで「貧血に注意」といわれることが多く、日々の食事で何とか乗り切りたいと思っているのですが。

蒲池さん（以下K）：貧血の原因はいろいろありますが、いちばん多いのは鉄分不足。女性は月経などで鉄分が失われやすいから、男性よりも貧血になりやすい傾向があります。最近は子どもも鉄分不足なことが多いようですね。そしてマラソン選手など汗をたくさんかく人も、汗と一緒に鉄分が流れ出てしまうので、要注意なんです。

W：不足するとどんな問題が出ますか？

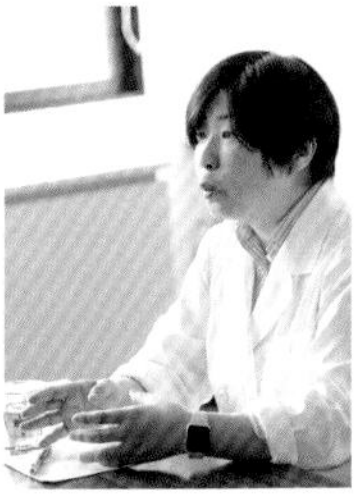

蒲池桂子（かまち・けいこ）

女子栄養大学栄養クリニック教授。管理栄養士、栄養学博士、日本病態栄養専門管理栄養士。女子栄養大学栄養学部栄養学科栄養科学専攻卒業。東京慈恵会医科大学内科学講座勤務を経て、2000年博士号（栄養学）取得。03年より女子栄養大学栄養クリニック主任。生活習慣病栄養相談、企業向け栄養コンサルティングなども行う。

K：めまいや頭痛、息切れなどが一般的な貧血のイメージだと思うのですが、それ以外にも、疲れやすくなったり、集中力がおとろえたり、イライラしたり。爪が割れやすくなるとか、抜け毛や切れ毛、肌あれや血色が悪くなるなど、美容全般の大敵でもあるんです。

W：わ——怖い、怖い（苦笑）！

K：理科の授業のおさらいですが、血液の中にある赤血球はヘモグロビンという赤い色素で構成されていて、酸素を運んで体中の細胞に届けてくれているんです。このヘモグロビンを作るのに大切な成分が鉄です。つまり鉄分が不足すると、細胞が生き生きと働くための酸素も不足し、前述のような不具合がたくさん出てくるんですね。

W：鉄分が不足すると、体中の細胞が酸素不足になる。イメージしやすいですね。

K：ところがこの鉄分というのは、体内への吸収率が低いミネラルなんです。だから毎日の食事で継続的にとることが大切なのです。

鉄分は、動物性の「ヘム鉄」、植物性の「非ヘム鉄」があって、両方とってほしいです。また、たんぱく質やビタミンCは鉄分の吸収を促進するといわれていて、それらと組み合わせたおかずを考えるのがポイントです。

W：肉や魚をしっかりとったり、ビタミンCが含まれた野菜と組み合わせたり。結局鉄分だけをとるのではなく、バランスがとれた食事が必要ということですね。

K：そうなんです。「鉄分をとりたい、とりたい」と思ったからって、それだけじゃダメ。あと造血作用があるビタミンB_6、B_{12}、葉酸なども同時にとることが必要。

W：う〜ん、いちいち栄養素を確認するのは、なかなかハードルが高そうですね(笑)。

K：まあでも、よく閉経前の女性の一日の鉄の推奨量は10・5mgといわれたりするんですが、吸収率は人それぞれなんですね。同じ量を食べても、すべて吸収される人もいれば、排出されちゃう人もいる。病気の方以外はあんまり神経質になることはないと思うんです。この本に登場する食材を目で見て覚えて、できるだけとるように心がける。あと鉄瓶や鉄鍋を使うのもいいですよ。人の体は、不足している栄養は吸収するようにできているので。

W：鉄瓶、鉄フライパン、やっぱり意味があるんですね。昔から使い続けていたので、ちょっとうれしいです(笑)。

K：いくらレバーがいいからといって、毎日食べる必要はありません。でも月経後に毎月1回必ず食べるなどと決めるのはいいと思いますよ。あと、すりごまやナッツをこまめにかけるとか、魚やかつおぶしを買うときに血合いが多いものを選ぶとか。緑黄色野菜を毎日食べるとかね。いかに鉄分をとる食事法を、無理なく生活で習慣化させるかがポイント。

W：サラダを食べるとき、トマトやきゅうり、レタスだけでなく、ブロッコリーやケール、ベビーリーフなど鉄分豊富な素材を選ぶ、そしてレモンなど「すっぱい」ビタミンCを加

鉄分だけでなく
バランスのとれた
食事が
必要なんですね
(ワタナベ)

好きな素材で
いかにおいしく
鉄分をとるかを
楽しんで
(蒲池)

え、ナッツをふりかける。そのくらいなら、みんなもできそうな気がします。

K：昔の人に貧血が少なかったというのは、雑穀や豆類をたくさん食べていたからという説もあるんです。ひと手間かかる食材ですが、何とか取り入れられるといいですね。

W：雑穀はごはんに入れて炊くのがラクですよね。豆類も缶詰や水煮パックを活用すると、気軽に取り入れられそう。

K：栄養素の中で、鉄分は体内に保持することもできるものなので、たとえば「今週あんまり鉄分とれなかったな」と思ったら、週末に赤身のステーキやうなぎを食べたりするのもいいと思います。あとね、鉄分を減らさない生活をできるだけ心がける。

W：減らさない生活とは？

K：たとえば、寝不足やストレスは鉄分を消費します。人間関係などストレスが多い職場で働いている人には、貧血が多いんですよ。

W：え――――！

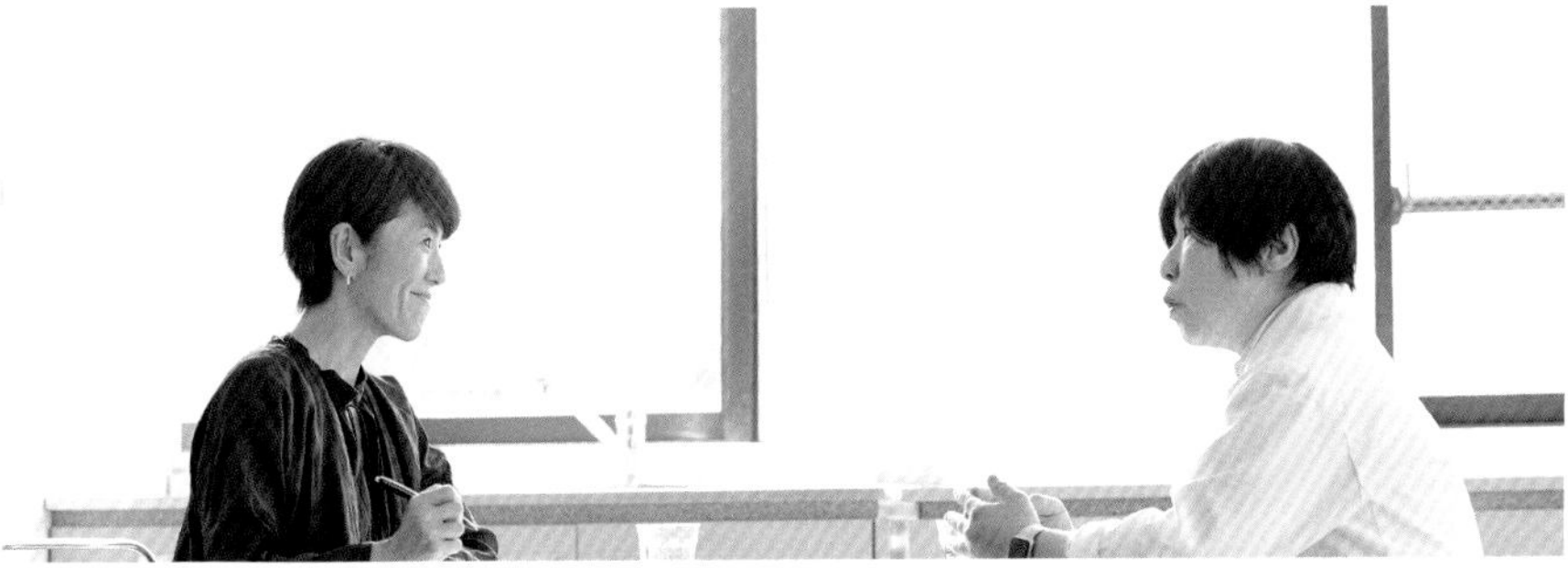

K：あと不規則な生活もよくない。朝食を抜いたり食べたり、食事の時間がバラバラだったり。そうするとホルモンバランスがくずれて、栄養の吸収もスムーズにいかなくなったりするんです。

W：食べることだけでなく、その栄養を受け入れる体のほうも整えなくちゃ意味がないってことなんですね。なるほど～。

K：そう。だから鉄分対策も、数字にとらわれて真面目にやろうと思いすぎないで、あくまでおいしいものをおいしく食べるのが重要です。ストレスをためるくらいなら、ときには手抜きも必要ですよ。貧血の人は、そもそもレバーとか青魚とかが「くさくて苦手」という人も多いんです。苦手なものを無理に食べることはないので、好きなもので、いかにおいしく鉄分をとるかを楽しんでほしいですね。

W：おいしいものを食べて元気になる。食いしん坊の私には、心強いお言葉でした（笑）。ありがとうございました！

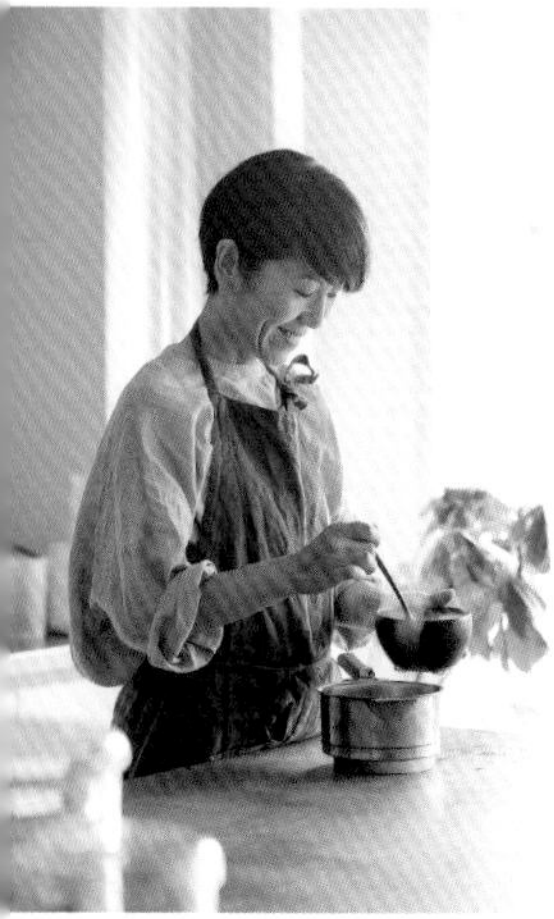

タナベマキ

理家。2005年に「サルビア給食
」を立ち上げ、料理の仕事を始め
。旬の素材を生かした、作りやす
ていねいなレシピが人気を呼び、
誌、書籍、広告、テレビなどで幅
く活躍している。著書に『かける
け、あえるだけ　醤の本』『冷凍保
ですぐできる絶品のおかず』(とも
家の光協会) ほか多数。実践して
る健康法は、「楽しくなければ続
ない」と、食事に気をつけたり、
事の中で体を動かしたりと、暮ら
の中で無理なく続けられるものが
心。

デザイン
渡部浩美

撮影
馬場わかな

編集
田中のり子

校正
安久都淳子

DTP制作
天龍社

疲れないからだになる
鉄分ごはん

2020年2月20日　第1版発行
2020年9月1日　第4版発行

著者　ワタナベマキ
監修者　蒲池桂子
発行者　関口　聡
発行所　一般社団法人　家の光協会
〒162-8448
東京都新宿区市谷船河原町11
電話　03-3266-9029(販売)
　　　03-3266-9028(編集)
振替　00150-1-4724
印刷・製本　図書印刷株式会社

乱丁・落丁本はお取り替えいたします。
定価はカバーに表示してあります。

ISBN978-4-259-56643-2　C0077